# Amar a mi manera
una historia llena de recuerdos

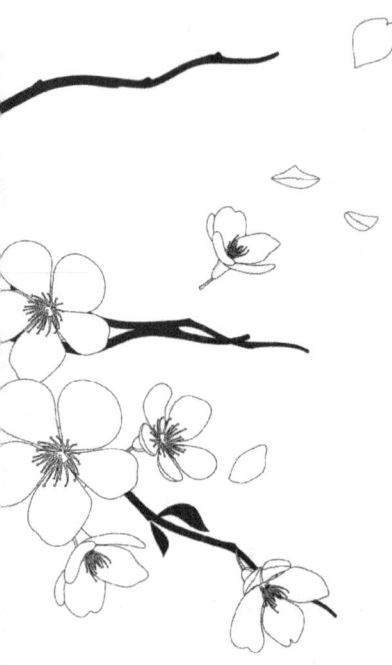

Amar a mi manera

Bárbara Garrido

...

**Corrección de Estilo y Diseño**

Editorial Negrita y Cursiva

Maracaibo, 2021

Bárbara Garrido © Todos los derechos reservados.

# Contenido

Los pasos de una mujer perfectamente imperfecta..................07

Elena..................09

La vida pasando..................11

La vida y sus sorpresas..................19

Primer intento de Valentía..................31

Momentos y vivencias felices..................39

El primer amor..................47

El amor intenso..................51

Sorpresa por dos..................59

El pasar de los días..................67

El amor romantico versus el amor real..................73

Fase I: Yodo Radioactivo..................81

Fase II: Yodo Radioterapia..................................................87

Amor a la Elena...................................................................97

Fase III Quimioterapia.......................................................101

24 horas antes del presente...............................................109

Reviviendo el pasado..........................................................129

El verdadero final...............................................................133

# Agradecimientos

Primeramente, a mi madre. Una persona cuya valentía no entiende de límites. Gracias por darme el honor de ser tu hija.

A mi padre, quien siempre ha sido un ser amoroso y comprensivo, sacrificado por los suyos y la persona más integra que he conocido en mi vida. Doy gracias a Dios por tenerte conmigo.

A mis hermanos. Mi equipo de batalla. Una de las razones para seguir adelante cada día. Mis mejores amigos para siempre.

A mi querida abuela. Quien falleció 7 años después de la muerte de su hija (mi madre), sé que no pudo superarlo nunca. Mi único consuelo, es que sé que está con ella y ha sido una de las tantas fuentes de inspiración para escribir este libro.

A mis amadas abuelas cubanas, quienes dieron parte de su vida para cuidarme y enseñarme que madre no es únicamente la que te trae al mundo.

A todas las personas que me apoyaron y dieron fuerzas en los momentos más oscuros de esa etapa. Considero importante mencionarlo; porque realmente, sin su apoyo no hubiese podido avanzar.

A mi sobrina Nicole. Llegaste justo a tiempo para ser un rayo de luz en nuestra familia.

Por último, pero no menos importante; a las dificultades de la vida. Gracias por enseñarme tanto, por presentarme a la resiliencia y a todos los tesoros que la acompañan.

# Los pasos de una mujer perfectamente imperfecta

Elena una combinación de dulzura, carácter y ganas de comerse el mundo. Existirán en este mundo pocas personas como ella, capaz de vestirse con un traje de bondad y valentía cada día de su vida.

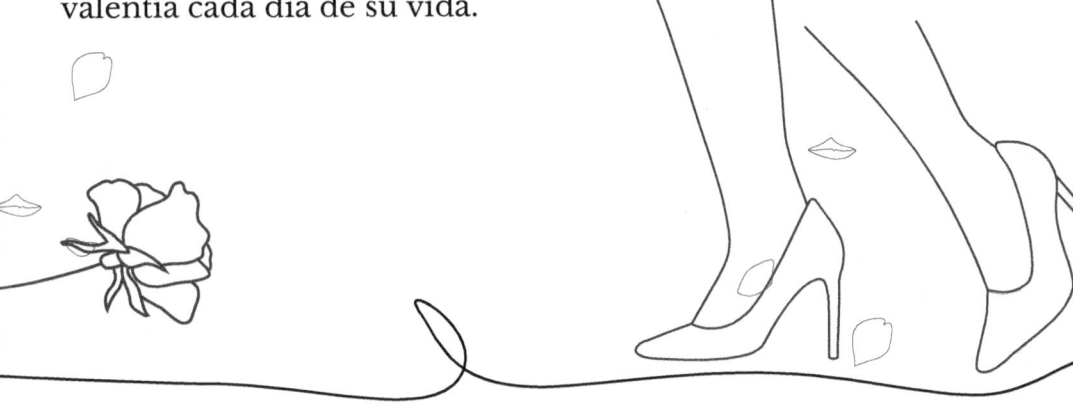

Le gusta el helado de uva y tiene un carácter notoriamente fuerte. Vaya combinación ¿No? Pero, la entiendo. Si me permites explicártelo mejor; consiste en que muchas veces, esas personas quienes parecen ser las más duras, son realmente frágiles como el pétalo de una rosa. Con todo el combo emocional incluido.

Lo que leerás a continuación es la vivencia de una mujer común y corriente. Preparada hacia el éxito y con tres hijos quienes son lo más importante en su vida. Deseo que revivas conmigo cada instante de su vida, y seas testigo de una vida que vale la pena ser narrada.

Antes de tu viaje en el tiempo, debo advertirte que, sentirás por un momento que no soy a quien lees. No te asustes. Es una historia que no me pertenece; no puedo darme el lujo de llevarme todo el crédito; cuando es de ella.

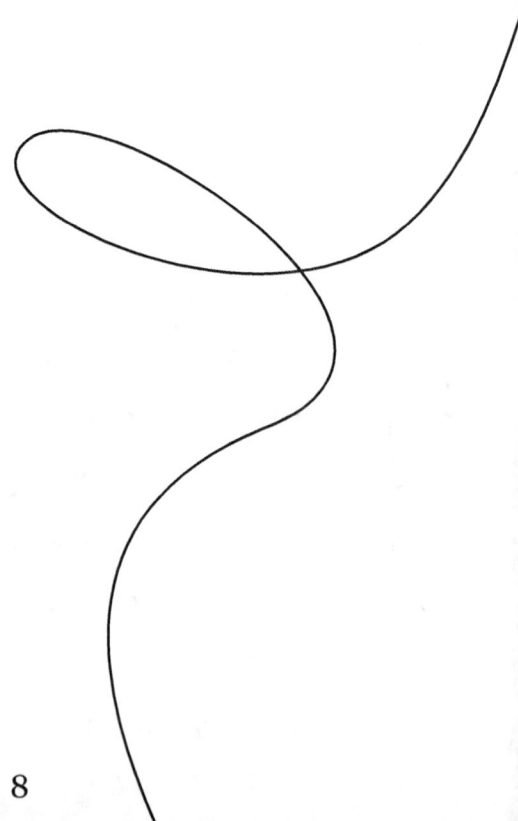

# Elena

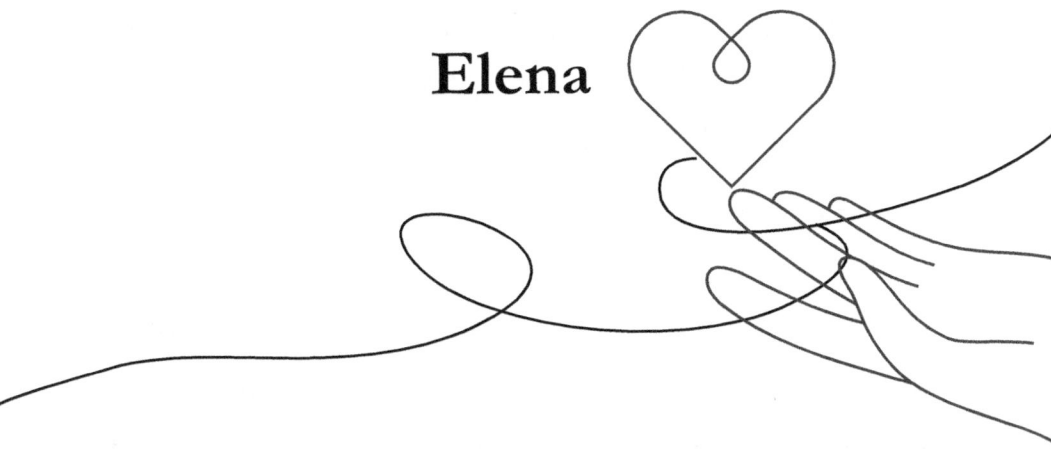

El mundo está lleno de historias con finales felices. Es emocionante ver como existen personas que logran encontrar el amor puro y verdadero del que tanto se regodean, cumplen sus sueños y alcanzan las metas que se han propuesto años atrás, son personas que se han caído tanto que cuando vencen o escalan una gran cima es imposible no emocionarse, celebrar y dar las gracias.

Dentro de este sentimiento incluye el superar una enfermedad que casi les ha costado la vida. O cualquier logro que haya requerido un sacrificio, pero ¿qué sucede con aquellas en las que nuestro final de la historia es diferente? ¿No valen para nada? Si nos ponemos a analizar, las historias con finales felices predominan sobre las otras y es que ¿cómo culparlos?

Los finales tristes solo son otra razón para odiar la existencia. Sin embargo, lo entiendo. El mundo ya es lo suficientemente cruel, ¿para qué echarle más leña al fuego con nuestros susceptibles sentimientos? Muchos dirán *"Solo es un tropiezo", "Tú puedes seguir adelante"* o el famoso: *"La vida continúa".*

Es muy fácil decirlo cuando a tu vida no le han colocado una fecha de caducidad, han tenido un dolor tan profundo que cada fibra de tu ser la siente o han sido diagnosticados con una enfermedad terminal.

¡No me malentiendan! Aunque de entrada no lo parezca; intento ser optimista a pesar de las circunstancias. Mi punto es ¿realmente entendemos lo que siente una persona al saber que pronto morirá? La respuesta es difícil porque en mi posición de moribunda aún no he logrado entender. En mi cabeza resuenan preguntas como: ¿Por qué a mí? De millones de personas en el mundo ¿Por qué tuve que haber sido yo? ¿Sentiré dolor? ¿Cómo pagaré el tratamiento? Si esto supone alargar mi existencia, ¿Viviré para ver a mis hijos crecer? Tantas preguntas que hacerme y al mismo tiempo incertidumbre al no tener ni una sola respuesta.

Mi nombre es Elena y esta, es mi historia...

# La vida pasando

Abro mis ojos, lo primero que detectan mis sentidos son las impolutas paredes grises de una habitación en la emergencia de un hospital, muevo mi cabeza a un lado y me doy cuenta que justo a mi alrededor hay otras camas donde otros serían tratados, pero puedo notar que no hay nadie, mis suspiros son solo escuchados por el aire que me rodea. Es un lugar frío y lleno de incertidumbre donde sólo se oyen máquinas con pitidos un tanto molestos que anuncian la vida o la muerte inevitable de la persona a la que están conectadas.

No se puede evitar pensar tantas cosas o simplemente ver tu vida pasar en pequeños recuerdos y momentos atesorados en el subconsciente.

Casi no puedo respirar, siento mucho dolor, pero el estado físico no detiene mi capacidad de analizar y dejar que los pensamientos llenen todo mi interior.

Me encuentro en un país donde lamentablemente la medicina no es su fuerte y se convierte en un arma punzante para los que necesitamos atención primaria. Aunque pensándolo bien, nunca podría hablar mal de mi querida Venezuela que me ha dado la vida que, aunque no ha sido demasiado larga, es lo suficiente para apreciar amaneceres hermosos, noches cálidas, momentos memorables y personas inolvidables. Alcanzar profesionalmente lo que me he propuesto, de niña siempre quise ser abogado, pero al cursar esta carrera me di cuenta de que no era lo mío.

No siento que perdí el tiempo de ninguna manera porque gracias a esa equivocación, encontré mi pasión por educar a los niños y ayudarlos con sus problemas de aprendizaje, una labor que me ha traído muchas alegrías como la realización profesional.

Y cómo olvidar el hecho de haberme enamorado profundamente. viviendo cada instante apasionadamente.

Sin embargo, nunca me sentí más realizada hasta que supe lo que significa llevar un ser dentro por 9 meses y verlo florecer. Ese amor verdadero, profundo e incondicional.

Tengo que admitir que he tenido una buena vida, siempre he puesto todo mi esfuerzo por hacer las cosas bien, por criar a mis hijos de una manera correcta; claramente no puedo arrepentirme de nada...

Para que me entiendan mejor, me encuentro internada en el hospital. Para ser más exacta, en terapia intensiva a causa de una infección por el tratamiento que me han impuesto. Tal vez no suene demasiado amenazante o mortal pero los que hemos pasado por eso, sabemos que la quimioterapia es como un pequeño animal qué va devorando por dentro una vez que hace su dolorosa entrada triunfal por el torrente sanguíneo. De un segundo a otro pierdes poco a poco tu rutina, desde el apetito por los alimentos que amabas hasta la fuerza de levantarte por las mañanas, y como olvidar la ilusión de vivir, porque sientes con cada sesión cómo se va apoderando de ti.

En mi caso, lo que ha empezado como un pequeño bulto en la mejilla del lado derecho se ha convertido en una inflamación que lentamente ha tomado gran parte de mi rostro sin detenerse, por su culpa, me encuentro esta noche en una habitación lúgubre entre medicamentos y doctores.

Ciertamente, hay muchas historias que contar porque a cada persona le afecta de manera diferente y tengo que admitirlo, en algún momento llegué a pensar que este tratamiento no podría conmigo y para qué decir otra cosa, aún lo sigo pensando. Siento que en cualquier momento un milagro vendrá a mi rescate, he luchado inalcanzablemente y algo dentro de mí me sigue dando esperanzas que de un momento a otro, toda la pesadilla acabará.

Pero la ciencia dice justamente lo contrario. Los doctores afirman que me encuentro en una carrera contra reloj donde estoy en desventaja.

Mis pensamientos se ven interrumpidos por el frío del cuarto, me está comenzando a molestar, así que fijo mi vista en la solución preparada que pasa lentamente por mis venas y ruego porque haga el efecto esperado en mi cuerpo, detenga la infección y puedan darme de alta. Sé que mi familia está esperando, desean recibir buenas noticias o simplemente verme caminando por los pasillos de la clínica diciendo suave y calmado: *"Es hora de irnos a casa"*, así de optimistas son.

De un momento a otro, puedo darme cuenta de que no estoy sola en la sala de terapia intensiva, a dos puestos de mi observo a una mujer que notoriamente está mirándome con atención, no es demasiado mayor, tendrá unos cuarenta y tantos años, tiene el cabello oscuro, unos ojos azules profundos y rasgos bastante finos.

Sin titubear, se acerca a mí con una expresión de preocupación tatuada en su rostro, pero al mismo tiempo queriendo ser amable. No es enfermera o doctora, no pertenece al equipo de la clínica, pero no logro comprender como puede estar rondando por urgencias como si nada y nadie le refute lo que hace.

Con un tono molesto – a mi parecer – me asegura que tengo torcida la pañoleta que cubre mi calvo cuero cabelludo y sin dejarme tiempo a decir algo, coge dos extremos de la prenda, y delicadamente, empieza a anudarla.

- Pero ¿qué crees que estás haciendo? – dije sin ocultar mi sorpresa y molestia.

- ¿No es obvio? – responde la mujer con soberbia

- ¿No te enseñaron que tocar a desconocidos sin su consentimiento es de mala educación? – le digo rápidamente perdiendo un poco el aliento por la molestia.

- Eres hermosa, ¿qué tiene de malo hacer que lo seas aún

más? – me observa con diversión.

- Dudo que en estos momentos sea una buena versión de mí físicamente – respondo.

- ¡Ni hablar! Ya te he visto antes, sé que eres hermosa pero no solo por fuera sino también por dentro – dice mirándome a los ojos mientras siento sus manos como caricias sobre mi cabeza.

Debo admitir que su tono de voz es algo jocoso, pero no puedo evitar fruncir el ceño, es algo altanera y normalmente no lo soporto, cuando intento coger aire para decirle que me deje sola, enseguida me interrumpe:

- ¿Qué te parece si nos entretenemos un rato? Te noto algo aburrida y así nos hacemos un favor a las dos; tengo pendientes que cumplir, pero por ahora pueden esperar – dijo obviando mi mueca de disgusto.

- Qué suerte para ti que tus responsabilidades puedan esperar, pero ahora no creo que tenga disposición ni aptitud para entretenerte demasiado, como puedes observar casi no puedo moverme. – le contesté, ya sin fuerzas de lidiar con ella.

- ¡Ya sé que podemos hacer!, Qué te parece si me cuentas ¿Por qué estás aquí? Se te ve una mujer joven, ¿Cómo terminaste en estas condiciones? ¡Quiero saberlo, algunas historias sirven de inspiración! – dijo con emoción.

- No creo que mi vida te importe demasiado – contraataco y miro hacia una ventana cercana a mi puesto.

- ¡Ya lo he decidido! Quiero escuchar tu historia y a cambio puedo hacer lo que me pidas, seré como tu mano derecha mientras estés aquí – escucho, su voz no pierde el tono animado.

Al principio no quería hablar demasiado, pero algo muy en lo profundo de mi ser me instó a contarle mi historia. Me invade un sentimiento extraño, nunca me había sentido cómoda hablando sobre mí, aunque algo en aquella mujer me ofrece paz y buena vibra. Tal vez hablar sobre mi situación me ayudaría a dejarlo ir.

Tomo un sorbo de agua y consigo coger algo de aire y la contemplo por unos minutos.

- Todo ha comenzado desde que me diagnosticaron la enfermedad desde hace dos años. Ha sido un camino duro y largo; lento y doloroso. El cáncer es un enemigo cruel que la mayoría de las veces llega sin previo aviso – dije lentamente, me sentía pesada por el medicamento.

Sin saberlo, justo allí en una cama de hospital me abrí a una completa extraña y comencé a narrar quien es la verdadera Elena.

# La vida y sus sorpresas

Otra mañana. Un grito de guerrero por el pasillo, así comienzan todas mis mañana. Estoy estresada por todas las cosas pendientes y el afán que significa un nuevo día.

Mi cabeza está hecha un torbellino, a mi cargo están tres chicos a los que educar, dos trabajos a los que debo asistir y dar lo mejor de mí, y como cereza al pastel, innumerables deudas a las que debo dar la cara porque mi exesposo se retrasa como de costumbre.

Levantar a mis hijos no ha sido fácil, pero he hecho lo mejor que puedo, darles una calidad de vida ha sido mi objetivo desde que nacieron y no tengo problema con eso, son mi vida, pero si lograran levantarse solos por las mañanas sin depender de mí, sería más fácil alistarnos para nuestras actividades.

En el espejo veo a una mujer ordinaria y caucásica de 41

años, con un rostro firme por los golpes de la vida, mi melena llega a los hombros y se caracteriza por el color vino, tono que he decidido llevar desde hace unos años por hacerme ver más joven. Aunque mi color natural es el castaño oscuro. Mi cuerpo es igual que mi apariencia porque destila simpleza por ser bastante delgada.

No soy egocéntrica, pero admito que me gusta estar bien peinada y con los labios pintados. No soy demasiado exigente a la hora de vestirme, basta con sentirme cómoda y fresca. Qué bueno que en mi trabajo me permiten lucir como me gusta, el uniforme es cómodo, pero puedo acoplarlo como mejor me venga ¡Que felicidad!

Hoy, debo visitar al médico, han pasado ya varios años desde que me chequee por última vez. La verdad, no estoy entusiasmada y cuento con poco tiempo, pero ya que éste me conoce desde hace tanto me ha insistido en que debo ir.

Normalmente, termino agotada después de cada jornada, llevo días de mucho estrés; al punto, que ni siquiera logro controlarlo por las noches, pero como todos los días empiezo con optimismo y fe., Siempre me he considerado una mujer fuerte y guerrera que lucha por sus sueños, pero también por mantener a mi familia estable principalmente

## Amar a mi manera

a mis hijos, ellos son una de las mayores razones de salir a la calle a luchar. ¿Qué puedo decir? Soy una mujer con luces y sombras.

Luego de un largo día lleno de clases, he llegado donde el médico, pero por sorpresa no hay nadie en la sala de espera. Suspiré de alivio, era algo fuera de lo común, pero significaba que llegaría más temprano a casa para poder descansar y ayudar a mi hijo pequeño que siempre depende de mí para realizar los deberes de la escuela. Aunque creo que también lo he acostumbrado a eso.

Él, es Jesús, mi hijo menor de 13 años, no quiero decir que tengo preferencias por algunos de mis pequeños, pero, ha sido el que más ha necesitado de mi ayuda que los otros dos.

Si pudiese describir a Jesús comenzaría por lo puro de sus sentimientos, es una persona que siente satisfacción de ayudar a otros y eso le gratifica.

Recuerdo que cuando tenía unos 8 años, sufrió una convulsión que afectó gravemente algunas neuronas de su cerebro. Nunca me había sentido tan asustada desde que vi a mi hijo temblar de la manera en que lo hacía y con los ojos volteados al reverso.

Para mí, es como si hubiese sido ayer, recuerdo haberle llevado en mis brazos a emergencias pensando que iba a morir porque no reaccionó pasados varios minutos, pero mi tribulación se acentuó cuando despertó y nos reconoció. Estuvo dos días internado en un hospital haciéndole varios estudios para evaluar qué tanto lo había dañado, los médicos aseguraron que su episodio fue poco grave, aunque aseguró que podría dejarle alguna secuela, lo que trajo como consecuencia tomar medicamentos durante varios años y desde ese instante se ha vuelto como una especie de protegido para mí.

Casi siendo el final del día, a punto de ponerse el sol, me encuentro sentada en la clínica justamente en la sala de espera donde a mi alrededor puedo ver varios consultorios médicos con distintos nombres, varias especialidades y me pongo a pensar... ¿Cómo harán para prepararse a ese nivel? Ser médico. ¿Es una pasión que se va desarrollando a medida que van creciendo? o ¿Será que simplemente tienen vocación desde el día en que han visto el mundo por primera vez? Ciertamente siento admiración por ellos porque también amo y valoro mi profesión

Mientras, sigo esperando atrapada en mis pensamientos, en una silla fría color metal; puedo sentir como de lejos, alguien dice mi nombre; elevo mi vista y veo a la enfermera en el umbral del consultorio avisándome que es mi turno para entrar a la consulta. ¡Que alivio!

Ya dentro de la habitación, no dejo de notar las mismas paredes de color blanco bastante sobrio, sillas de asientos color negro que rodean una mesa larga y transparente adornada con flores de varios colores. No puedo evitar darme cuenta de los muchos títulos y premios colgados en la pared.

Desde que le conozco, siempre he pensado que mi médico es uno de los mejores y las estadísticas lo confirman. Sin mencionar que es un buen amigo.

Mi observación se ve interrumpida, no estamos solos, a su alrededor están otros doctores y observo con un poco de confusión que uno de ellos es de la rama de la oncología y otro de la psiquiatría ¿por qué los necesitaría si vine por otras intenciones?

Me parece algo extraño en el momento, pero al rato supongo que su visita se debe a terceras razones por lo que me presento y tomo asiento con lentitud. No me queda más que escuchar atentamente a lo que tengan para decirme.

Mi doctor, como siempre muy amablemente empieza la conversación.

- Buen día Elena, ¿cómo te encuentras hoy? Ya tengo en mi poder los resultados de tus exámenes – dice mirándome a los ojos como si tratara de evaluar mi ánimo.

Por mis pensamientos pasaba que dichos exámenes me los había practicado solo por seguir un control rutinario, realmente todo fue a regañadientes por mi limitado tiempo.

- Muy bien doctor, la verdad estoy agradecida de que me atendiera con tal rapidez, ya conoce mi vida. – río un poco – Supongo que todo está en orden ¿no? – respondo con tranquilidad, pero atenta a sus expresiones.

- Has podido notar que hoy no me encuentro solo en el consultorio - continúa en la misma posición.

Detenidamente y debo decir en un tono forzadamente lento, me indica las ramas de ambos profesionales y repite sus nombres, aunque estos ya se hayan presentado. Puedo notar como se le corta la voz al tener que decirme lo que quiere hacerme llegar; puedo ver en sus ojos algo de nervios y hasta una tristeza impresionante.

Es curioso sentir como la energía de las personas puede hablar sin que salga una sola palabra de sus bocas; hasta que éstas empiezan a salir de forma muy ordenada y concisa sólo que, en mi mente, es un desorden de noticias inesperadas como cuando llega un tornado y acaba con una ciudad completa, un tsunami que inunda todo un estado, una guerra civil que no deja ni una sola persona con vida.

El poder de las palabras es algo que encuentro relativo, porque pueden variar sus significados. Existen un millón de libros que nos hablan de que no debemos dejarnos guiar por lo que nos dicen otras personas, que las palabras se las lleva el viento y hasta la famosa frase de la admirada Eleonor Roosevelt:

*"Nadie puede hacerte sentir mal sin tu consentimiento".*

Ahora compruebo que la teoría no funciona cuando estás frente a un médico el cuál te está diagnosticando una enfermedad de carácter terminal. Solo unas pocas frases que pueden causar más en nuestra alma que los acontecimientos exteriores a los qué estamos obligados a vivir todos los días y en mi caso, lo que ha dicho ha sido suficiente para cambiarme la vida en un abrir y cerrar de ojos.

Aún mi mente no logra procesar lo que acaba de suceder, solo retumba y se repite en mi cabeza lo esencial, la realidad de mi salud, el pronunciar mi nombre con aquella tristeza o podría llamarlo lastima.

- Querida Elena, eres víctima de un cáncer qué se ha iniciado en un tumor en la tiroides y que por no haberlo detectado a tiempo ya se encuentra en tus pulmones, hígado y ovarios. En resumen, es un cáncer metastásico que lamentablemente no tiene cura. – dijo lentamente, y en realidad solo han sido alguna de sus palabras entre tecnicismos y otras que apenas pude comprender.

Son tantas cosas expresadas en un par de minutos que aún no he logrado asimilar, se habla de un tratamiento experimental para ralentizar el proceso, pero mi mente a mil por hora se pregunta el para qué si se ha dicho que es el final, qué vamos a prevenir ¿Qué muera? ¿Realmente acabo de escuchar que solo me quedan unos meses de vida? Y si tengo suerte con dicho tratamiento, unos años.

¿Cómo se supone que voy a hacer esto? ¿Tendré la capacidad suficiente? Y lo que ahora es vital, ¿De dónde voy a sacar el dinero para pagar el costoso tratamiento que un cáncer amerita?

No lo entiendo, no puedo, toda mi vida he sido una mujer sana, he obrado bien o eso he intentado, nunca he hecho el mal a los demás, jamás he fumado, tampoco bebido en exceso, ni siquiera una vez por mes.

Dios, ¿Por qué a mí? ¡Tengo 3 hijos a los que guiar aún! ¿Se quedarán solos? ¿Qué será de ellos? ¿Qué será de mí? Mis hijos, qué pasará con ellos, no puedo dejarlos solos aún.

De repente, mi mente se ha quedado en blanco y muy en el fondo de mi alma, una fuerza en el interior que siempre me ha enseñado a luchar ante las dificultades me alienta, me dice que voy a poder, que no me va a vencer y que voy a luchar al final por quienes amo. Aun no sé cómo lo voy a hacer, pero no puedo permitirme dejar este mundo sin poder ayudar a mis hijos a encaminarse como lo he hecho hasta ahora, a ser personas de bien, a terminar mi tarea aquí en la tierra, será duro, pero siento que al final saldré victoriosa ante todo pronóstico.

Camino a casa con una lentitud sorprendente, sigo analizando todo lo que me ha dicho el médico pero mi interior me dice qué tengo que hacer algo, qué tengo que creer más, soy fiel creyente de que los milagros existen, debo tener fe en Dios y el universo, ese Dios al que tanto le he orado durante años, no sé si ha sido mucho o poco, pero si lo suficiente como para hacerme creer en él más que nunca y en estos momentos, le necesito para que me conceda el milagro de la vida, ese poder de vencer este cáncer imposible que está acabando con mi cuerpo de una manera lenta pero segura.

Sigo sin saber qué hacer, pero lo lograré. Esta guerra la voy a ganar cueste lo que cueste y el tiempo que me lleve hacerlo.

El primer paso en esta lucha empieza con un tratamiento que para ellos - tal vez - es un camino más lento a mi muerte, pero para mí, es la oportunidad de seguir viviendo, es la esperanza que tengo de poder vencer esta enfermedad.

Así lo veo, - o al menos - así lo he decidido. No puedo negar que estoy impactada, pero voy a sacar fuerzas de donde no las tengo, de algo si estoy segura y es que mi familia es el principal motivo y motor para salir adelante y vencedora.

Mi cuerpo hasta ahora se siente normal y saludable. Es impresionante cómo puedes estar muriéndote por dentro y no sentir absolutamente nada en el exterior, debo aprovechar esta sensación el tiempo que pueda.

De regreso al presente, puedo observar a los médicos pasear con detenimiento y atentos a mi evidente estado. No dicen demasiado y si lo hacen, no quieren que los escuche; tampoco le expresan nada a mi familia. Tal vez la medicación está funcionando para controlar la infección. Mi mejilla sigue inflamándose más, siento dolor, aún con la cantidad de morfina que se me está aplicando.

- ¿Sabías en ese momento lo que se te venía encima? – pregunta enseguida mi dulce y ruidosa acompañante que me ha sacado de mis pensamientos.

- No, ¿has escuchado alguna vez que no es lo mismo llamar al diablo que verlo llegar? – le respondo entre pequeñas risas mientras me falla un poco la respiración.

- ¡Vaya ejemplo! Pero me alegra saber que sueltes chistes – comenta jocosa.

- ¿Y cómo puede ser que después de recibir una noticia

de tal magnitud hayas continuado con normalidad tu vida? ¡Quiero saberlo todo! – insiste sin dejarme terminar el relato.

- ¿Cómo se supone que vas a saberlo si no dejas de hablar y no me permites continuar? – le respondo algo aturdida casi costándome el habla.

- ¡Lo siento! Soy todo oído, pero ¿cómo se lo contaste a tu familia? – me dice con curiosidad.

Procedo a beber otro sorbo de agua y me sumerjo nuevamente en mis recuerdos, tratando de revivir ese episodio de mi vida donde debía armarme de valor.

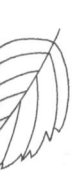

# Primer intento de Valentía

*"La habilidad de hacer una pausa y no actuar por el primer impulso, se ha vuelto un aprendizaje crucial en la vida diaria".*

**Daniel Goleman.**

Ese día, volví a casa pensativa y tratando de resolver el lío que pasaba por mi cabeza, cientos de preguntas y pensamientos rondaban sobre mí a cada paso que daba en el camino, no sabía por dónde empezar, pero iba a luchar. No concebía la opción de rendirme ni mucho menos dejarme vencer.

Pasaron unos días y decidí mantenerlo en secreto hasta que se acercara el momento de la primera operación, me decía que podría con esto sola por lo que intenté fingir que no había ocurrido nada fuera de lo normal ante los ojos de mi familia el tiempo que pude.

Aquella tarde, estaba muy estresada, había sido una larga jornada y no tenía demasiados ánimos de enfrentar los inconvenientes económicos en casa. Entre mis dos trabajos y el estrés de las deudas que pedían a gritos ser pagadas sentía que ya no podía más.

Mi esposo del cual estoy separada hace 8 años acostumbra a llamarme todos los días para hablar conmigo y con nuestros hijos. Él se hace responsable de los gastos diarios en casa, colegios, comida y otros. Cuando en ocasiones él no podía, lo ayudaba con mis ingresos.

Sin embargo, existen cosas que aún mis dos sueldos de profesora no pueden cubrir, así que necesito su apoyo, de hecho si nos atrasamos generan muchas llamadas telefónicas, por lo tanto, recurro a decirle varias veces o "presionarlo" para poder pagar a tiempo. No es algo nuevo, desde que nos casamos siempre ha sido así y con toda convicción digo que nuestra separación se generó por ese problema que causaba muchas discusiones entre nosotros.

A veces, el amor no es suficiente. Como es lo normal hablando por teléfono le seguí insistiendo acerca de que había que pagar las deudas pendientes, ya que a mí era a la que llamaban para cobrar, generando así, mucha presión.

Tengo que admitir que siempre me he caracterizado por

tener un carácter fuerte y tal vez mi manera de decir las cosas no sea la adecuada en ocasiones, ya lo sabía y él siempre lo recalcaba; acto siguiente empezó una fuerte discusión como era normal, pero esta vez habían muchos sentimientos encontrados, combinados con rabia y frustración, por lo que no pude evitar expresar entre llanos furiosos:

- ¿Qué quieres que te diga para que puedas entenderme? No puedo más ¡Tengo cáncer y necesito que me apoyes! – dije acompañado de un sollozo. Mierda, se me escapó, pero ya era demasiado tarde.

Mis hijos estaban en casa y escucharon la discusión, no quería que se enteraran de esta manera, pero en vista de la presión que tenía en ese momento mi cuerpo y mente explotaron, como si hubiesen hablado sin mi consentimiento.

Brenda, Jesús y Gabriel Confundidos, salieron de sus habitaciones directamente hacia mí. Querían respuestas, no dijeron nada y solo empezaron a llorar esperando mi explicación. Gael al otro lado del teléfono, se ha quedado mudo. No creo que nadie esté preparado para escuchar aquello. Simplemente salió de su boca:

-Voy para allá.

Unos minutos después, me encontraba en frente de mis hijos y mi exesposo . Ya no había opción, tenía que contarles todo, y así fue... o no tanto.

Nos sentamos en el salón, donde estaba obligada a tener la reunión más difícil de mi vida donde ya era la hora de contarles lo que estaba pasando en mi cuerpo, me sentía debilitada y cansada tanto física como emocionalmente, debía quitarme ese peso para recibir ayuda afectiva por parte de las personas más importantes en mi vida como lo son mis hijos.

A medida que les iba contando más, algo dentro de mí me dijo que debía callarme lo peor, los amaba de tal manera y haría lo que estuviese en mis manos para no hacerlos sufrir, así que tomé la decisión de decirles mi propia verdad.

En ese momento, solo tuve el valor de informarles que mi cáncer era uno de los más curables, el cáncer tiroideo. Quería darles una esperanza de que su madre iba a curarse y tal vez, también quería creer eso. No quería hacerlos sufrir o supieran que esta enfermedad estaba matando cada órgano en mi interior. Mi intención era tener su apoyo incondicional el cual conseguí, pero esa noche fui testigo de su miedo más profundo: perderme.

Ya sé que tomé una decisión la cual conllevaba mucha responsabilidad, tal vez no ha sido la correcta, pero es lo que haría una madre que ama y daría la vida por ver a sus hijos felices. Recuerdo que solo les repetía ese día:

"No se preocupen hijos, yo me voy a curar..."
"No se preocupen hijos, yo me voy a curar..."
"No se preocupen hijos, yo me voy a curar..."
"No se preocupen hijos, yo me voy a curar..."
"No se preocupen hijos, yo me voy a curar..."

Ellos, me transmiten fuerza, los considero mi principal inspiración y los que me dan la valentía para luchar, desde ese momento, esas se convirtieron en mis palabras mágicas, las decía con tanto valor y fe porque así lo pensaba en mi interior y desde lo más profundo era lo que decretaba.

Esa tarde Gael, a pesar de llevar 10 años separados, se mostró muy preocupado por mí y dispuesto a darme todo su apoyo. La verdad es que, a pesar de nuestras discusiones por el dinero, siempre nos hemos llevado bien y sé que este ha sido un golpe duro para él. Para Gael, soy una mujer fuerte, sana y que nada me impide ganar cualquier batalla.

Cuando finalmente Gael se va, seguimos en el salón conversando acerca del cáncer y lo que sería el tratamiento. Nunca vi en sus rostros tanto miedo como el de aquel momento. Fue un momento triste, pero inolvidable, estábamos unidos y eso era todo lo que necesitaba mi alma.

Después de un par de semanas llenas de tensión, es hora de hacerme la primera cirugía. Estaba lista para iniciar mi proceso de batalla contra el cáncer. A mis 41 años he tenido tres cesáreas hacen menos de 7 años una cirugía para retirar unos quistes de los ovarios que en ese momento el médico señaló como "No importante"; Ahora que lo pienso... mejor no lo hago.

Aún con tantos pensamientos rondando sobre mí, no podía evitar sentir miedo acerca de lo que podría ocurrir durante las horas de intervención.

Tenía a mi familia esperando fuera del quirófano, las horas se volvieron eternas, el médico no sabía o no se esperaba lo que encontraría a continuación.

### Amar a mi manera

Todo empezaba con una cirugía para retirar el tumor primario que asechaba a mi tiroides, pero para la sorpresa de los médicos, al hacer la incisión correspondiente, se encontraron no con uno, si no con cuatro tumores que ocupaban prácticamente toda la zona del cuello. En la medicina moderna, esto es algo de una magnitud enorme, no suele verse regularmente en pacientes oncológicos, pero he sido parte de ese mínimo porcentaje.

Luego de 7 horas de cirugía, de retirar los tumores primarios, trae por consecuencia de estos, su obligación a dejarme sin tiroides, de lo contrario, correría el riesgo de que volviesen a formarse.

Al entrar en etapa de recuperación siento un enorme dolor de cabeza que casi no puedo soportar, junto al dolor de una herida de aproximadamente 20 centímetros a lo largo de mi cuello, pero debo admitir que tener la compañía de mis tres hijos esperándome hace que la calma llegue a mí a pesar del intenso dolor.

- ¿En qué pensabas cuando saliste del quirófano? – pregunta con los ojos puestos en blanco mi compañera de historias interrumpiendo mi viaje en el tiempo

La insto a guardar silencio y continúo con el mismo tono de voz lento, pero firme.

- A pesar de la morfina recibida, sentía mucho dolor, no pude evitar pensar en cuando era solo una niña e ignoraba la realidad de lo que significa la vida. No me malentiendas, amo los placeres que nos ofrece la vida, pero también existen los sufrimientos innecesarios, no se lo desearía a nadie – dije mirándola por un momento.

Ante mí, brillan sus hermosos y profundos ojos azules los cuales me observan con esa mirada de cuando sientes afecto por alguien, como si me conociera, aunque hayamos hablado por primera vez hace tan solo unos minutos.

- Y ya que hablas de cuando eras niñas, ¿qué es lo mejor que recuerdas de cuando estabas joven? - expresa con una sonrisa jocosa en su rostro intentando cambiar un poco el tema.

Sumergiéndome una vez más en el ayer, no puedo evitar plantearme lo curioso de como el cerebro humano olvida tanto acerca del pasado. Pero no todo. Y ese "No todo", es el que te acompaña por el resto de tu vida construyendo así, el concepto de lo que son los recuerdos.

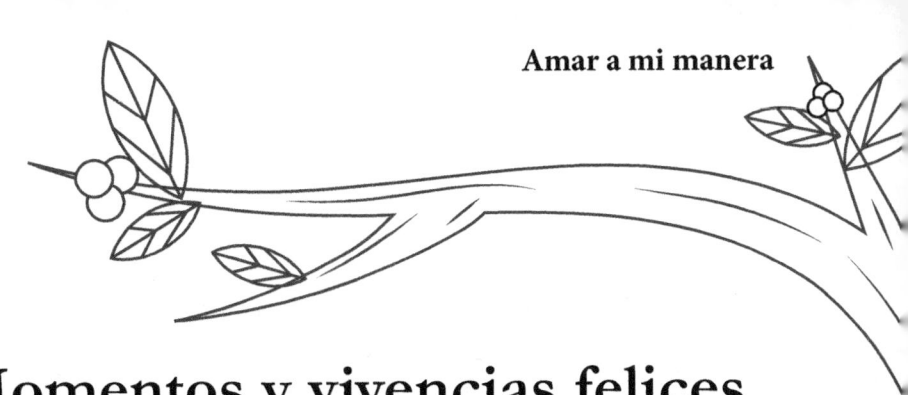

# Momentos y vivencias felices

*"Siempre hay un momento en la infancia cuando
la puerta se abre y deja entrar al futuro"*

**Graham Greene.**

Vengo de un pequeño pueblo en el que todos somos conocidos, tengo tres hermanas y un hermano. Cuando niños, nuestra casa era un palacio estilo campo pintoresco, los días se hacían cortos mientras nosotros solo pensábamos en disfrutar del exceso de aire libre que nos rodeaba.

Mi madre, una persona quien siempre tuvo la disciplina como primera regla, nos enseñaba a hacer todo a la perfección, exigiéndonos a gran escala y más aún, buscando conseguir la excelencia por nuestra cuenta.

No está de acuerdo en que me vaya a vivir a otra ciudad más grande para cumplir mis sueños de ser abogada. Para ella, la mejor opción es hacer alguna carrera cerca del pueblo y luego, volver como un hijo tradicional a hacer vida todos juntos.

Desde niña, me he considerado diferente al resto de mi familia, ellos son más tradicionales, más conformistas, lo cual no cuestiono; solo que tengo hambre de independencia y aprendizaje sin fronteras. Estoy segura de que fuera hay un mundo que espera ser descubierto por quien se atreva a salir de su zona de confort.

Convencer a mi familia de irme de casa a mis 20 años ha sido todo un reto. Ya he terminado el bachillerato y debo tomar una decisión. Por suerte, tengo a mi padre, quien es un hombre de campo sencillo, pero casi siempre apoya mis grandes y complicadas decisiones.

El día en que decido hacer la reunión familiar para hacerles saber mi decisión, nos sentamos todos en el salón. Me encuentro muy nerviosa pero no tardo demasiado en empezar la conversación.

Los observo a todos con detenimiento y tomando un suspiro expreso:

- Mamá, papá y hermanos. Después de haberlo pensado

mucho, no quiero pasar el resto de mi vida viviendo en un pueblo, que, aunque ha sido mi hogar y le agradezco tanto; quiero salir, conocer, estudiar derecho en el centro del país y empezar a vivir mi vida como mejor me parezca. Ya estoy por cumplir 18 años. Creo que es la hora de tomar mis propias decisiones, pero necesito contar con su apoyo – dije con rapidez, pero sonando lo más convincente que mis nervios me lo permitieron.

- Pero, ¿mudarte a otra ciudad? ¿Tan pronto? Creo que este tema ya lo hemos discutido muchas veces Elena – expresa mi madre cansada.

- Sí, lo hemos hablado varias veces, pero nunca llegamos a ninguna conclusión, además, Fernanda (Mi hermana), puede venir también a estudiar la carrera que desee. ¡Debemos aprovechar las oportunidades de la vida! Por favor, necesito de su apoyo – respondo de manera suave y tranquila esperando recibir una respuesta positiva.

Mi padre, luego de estar en silencio por un largo momento analizando los opuestos puntos de vista tanto de mi madre como los míos; aspira profundamente y nos hace saber su opinión siempre imparcial:

- Hemos trabajado toda una vida para daros lo mejor posible, aunque nada ha sido excesivo y siempre hemos sido personas humildes, nunca nos ha faltado nada. Nuestro trabajo es enseñarles a ser personas de bien, hombres y mujeres responsables. Y creo que ya lo hemos logrado – dice mientras le toma delicadamente la mano a mi madre, le da un suave beso y le expresa seguidamente – es hora de que nuestros hijos elijan la vida que quieren vivir, y mientras estemos aquí, les apoyaremos en su máxima posibilidad.

Tengo que admitir que nunca pensé conseguir el apoyo de mi familia, pero agradezco por tenerlos en mi vida, ellos más que nadie ha dado todo lo mejor de para mí, creo nunca poder pagarles tanto amor y dedicación.

No estoy tomando esta decisión sola. Desde hace algunos años tengo novio, su nombre es Vicente, un hombre quien desde el día en que le conocí, supe que podría ser el indicado, me ha hecho entender que no soy la única que se siente diferente, él también tiene ganas de irse al centro del país a estudiar la carrera de sus sueños. Con él, me siento más que nunca apoyada.

Vicente es alto, con cabello oscuro y piel morena, lo que más me gusta de él son sus profundos ojos color café.

**Amar a mi manera**

Cuando me mira, me hace sentir única, protegida y especial. Desde que le conozco, y con el pasar de los años, lo he visto como el hombre con quien quisiera pasar el resto de mi vida.

Me emocionaba pensar que ese sería el comienzo de mi vida como adulta. No podía esperar a conocer todo lo que el mundo tiene preparado ahí fuera para mí. Realice todos los tramites que debía. Me iba mudar a una nueva ciudad por lo que los siguientes meses los dedique exclusivamente a organizarme para transferir mi vida a otro estado.

Volviendo a mi realidad, los minutos se vuelven lentos mientras recibo la dosis de morfina que calma el dolor de mi mejilla izquierda que no detiene su crecimiento, puedo sentir como se extiende y cada vez puedo hablar menos.

Me doy cuenta de que me encuentro sola por un momento, ¿dónde se ha ido mi nueva amiga? De lejos, puedo ver como se acerca una doctora e intento tomar aire para hablarle.

- Doctora, ¿podría acercarse un momento?- expreso con dificultad, no puedo respirar muy bien.

- Veo que la inflamación no cesa, pondremos más morfina para controlar el dolor mientras actúan los antibióticos. ¿Cómo estás de dolor? – pregunta la doctora. Debe de estar bromeando.

- Cada vez siento más dolor y debilidad. Imagínese sentir como la mejilla de un lado del rostro se va haciendo más grande lentamente y no se detiene, como si fuese a explotar – digo sin remedio poniendo mi mirada fija en sus ojos.

- Siendo sincera, solo quiero preguntar ¿cree que podré pasar de esta noche? – pregunto con nervios.

La doctora, es profesional y política. Puedo notar que no involucra sentimientos en su trabajo, debe estar acostumbrada a este tipo de situaciones en donde un paciente está entre la vida y la muerte. Después de pensar por un rato silencioso su respuesta; la expresa:

- Nada está escrito preciosa, estamos haciendo todo lo posible porque podamos estabilizarte. Ánimo y no te rindas Elena – dice colocando una mano sobre la mía mientras me devuelve la mirada.

- Una última pregunta, ¿puedo ver a mis hijos? Ya hace

varias horas que no se de ellos, seguramente estarán muy preocupados – digo.

- Siento decirte que por ahora no puedes ver a nadie, estás muy débil y cualquier emoción fuerte puede ser perjudicial para tu salud. Ellos están bien, pero deben esperar fuera por ahora, al menos hasta que logremos estabilizarte – dice en el mismo tono.

De repente, viene a mi mente esta chica que ha estado haciéndome compañía quien ronda por los pasillos como si fuese otro médico, así que aprovecho y le pregunto:

- ¿Cómo es que tengo que estar sola y tengo a una chica haciéndome compañía desde hace aproximadamente una hora? – comento con confusión.

Al terminar de hablar me doy cuenta de que la doctora se había ido y seguramente no me habrá escuchado. Intentaré preguntarle después.

En la entrada de la gran habitación de cuidados intensivos, puedo ver una silueta alta y rodeada de luz, la cual, cuando observo con detenimiento, mi mirada se cruza con mi nueva amiga oyente desaparecida. Cuando hace contacto visual conmigo, se acerca lentamente y, siento, como solo con su llegar, consigo coger algo más de fuerzas, seguramente estaré alucinando con tal cantidad de morfina que he recibido. Enseguida, me expresa:

- Es bastante interesante lo que me cuentas sobre tu familia, creo que eso es importante a la hora de tener hijos, demostrarles siempre tu apoyo incondicional – acto seguido toma asiento en una silla cercana a mi cama.

- Sí, supongo que lo entendemos cuando finalmente nos convertimos en padres y el serlo, no viene con un manual de instrucciones – le digo con una pequeña risa recordando todas las burradas que se cometen por inexperiencia.

- Y ese Vicente, ¿quién es? ¿Ha sido el amor de tu vida? – dice con curiosidad y una sonrisa.

Al mencionarlo, el recuerdo de Vicente regresa a mi mente, y revive las historias que compartí con él cuando éramos adolescentes en el pueblo en el que nos hicimos novios. No sé por qué razón pensé que sería bonito enterarle de nuestra pequeña historia de amor que el tiempo y la nostalgia le da un carácter de imborrable.

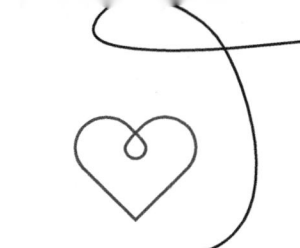

# El primer Amor

Nos hicimos novios, cuando estudiábamos bachillerato y cumplimos toda la rutina escolar de camisa con la insignia del colegio. En principio me fui a la ciudad de Valencia y él a Caracas, ambos a la universidad.

Vicente solía tomar un autobús para visitarme. Nos separaban dos horas y un camino caluroso. Recuerdo que era incómodo. Sin aire acondicionado, y con asientos cocidos con distintos tipos de hilos y colores. Eran estos buses un espectáculo de ruidos, con el piso negro, convertido en algunas partes en gris de tantas pisadas, con soportes de tornillos que le daban seguridad, una seguridad rígida y odiosa, algunos rugían, eran asientos sin ningún tipo de confortabilidad.

Lo único que lo hacía cómodo era la llegada al encuentro con el amor, ese amor tolerante, desinteresado, lleno de besos con torrencial deseo, amor de lágrimas, amor de soledades, amor con el eco de la palabra te amo, amor sin defectos, amor sin vehículo, amor sin tecnología, amor sin video llamadas, el amor en singular y a secas, el amor de Elena y Vicente.

Apenas llegaba a ese terminal de pasajeros empezaban los planes. Sumábamos:

- Yo tengo 100 bolívares – decía mi amor junto con llegar.

Mientras que hacía un plan acomodaticio que involucraba todo un fin de semana. El hotel, las comidas, y los eventos nocturnos. A la hora de comer, siempre prefería cocinar, preparaba un arroz con pollo en el que el toque especial era la chuleta ahumada, lo servía en un plato blanco de cerámica, con un borde dibujado de flores silvestres. Así me aparecía en el hotel.

Recuerdo que siempre tomaba el plato con las dos manos. El trayecto en autobús desde el lugar de mi residencia hasta, el lugar donde Vicente se quedaba era algo largo, debía tener mucho cuidado con que el plato no se arruinara en el camino y que aquellas flores que lo adornaban no llegaran a marchitarse.

## Amar a mi manera

Éramos estudiantes y de esa manera extendíamos el presupuesto, nunca entre nosotros hubo abundancia, nos cobijaba el ser estudiante, siempre tuvimos limitaciones económicas, pero de esa austeridad se tejió una gran sinceridad, y una danza al te quiero. Ese riel que unía Valencia con Caracas estaba lleno de melancolía; a su llegada, eran chispas de colores y celebración pero al momento del retorno, ninguno podía evitar el llanto, el en su camino a casa y yo, en el trayecto a mi residencia, lo único que nos llenaba de fuerzas era la esperanza de un nuevo encuentro.

El tiempo pasaba, y cada vez nos veíamos menos. Entre los estudios que nos quitaban tanto tiempo y la distancia, se fue deteriorando lentamente nuestra casi perfecta relación.

Después de dos años intensos estudios y confusiones, Vicente y yo decidimos dar por terminada nuestro noviazgo después de 8 años juntos. Nunca he confirmado o descartado que haya sido una buena decisión dejarnos ir, pero de no haber sido así no hubiese conocido a la persona que cambio mi vida para siempre.

- Supongo que estás hablando del padre de tus hijos ¿No? – preguntó mi compañera con una mueca. Trayéndome una vez mas al presente

- ¿Y cómo sabes que es el padre de mis hijos? – contraataco con una interrogante algo impresionada.

- Pues es sencillo. Cuando me has hablado de Vicente he podido notar en tus ojos un cariño especial. Sé que lo quisiste con el corazón, pero, creo que existen personas que también marcan un antes y después que se ve reflejado en los ojos de quien lo menciona; y cuando has acabado la historia, lo primero que hablaste de él fue que cambio tu vida por completo. ¿O me equivoco? – respondió con lógica.

Tomo aire y me quedo por un minuto sin expresar una sola palabra. Sin dejarme decir nada aún, me pregunta:

- ¿Cómo fue cuando lo conociste?, ¿Cómo te enamoraste? – demuestra su curiosidad y por primera vez con un cálido y suave tono.

No puedo evitar que mis ojos se llenen de lágrimas al recordar cuando conocí al que ha sido la persona con quien he vivido, alegrías, tristezas, y tantas cosas que en este momento sería interminable la lista para mencionarlas todas.

La verdad… es que puedo revivir esos momentos una y otra vez…

# El amor intenso

*"Irónico es el tiempo que creemos debe transcurrir para olvidar a alguien frente al que se necesita para volverse a enamorar."*

**-Bárbara Garrido.**

Es un día hermoso y soleado en Valencia, que inicia con un café, aunque después de dos años intentando aprender leyes, una taza no me basta. Así que en realidad son dos tazas de café.

Tengo que estudiar para presentar exámenes y no me siento preparada. También, estoy algo desanimada desde que acabo la relación con Vicente hace casi un año. Que puedo decir, ha sido una parte importante de mi vida y, sacarlo de mi corazón ha sido todo un reto.

Mi hermana, insiste en que la acompañe a una obra de teatro curiosamente, de comedia, cuya publicidad parece absorbente y aparte, Fernanda, la ha visto antes. Siendo así, una super fan.

Al principio, no me parecía un gran plan ya que no tenía disposición de salir. Pero, después de insistirme una semana completa, terminó siendo convencida por mi persuasiva hermana.

¿Qué más da? ¡No me vendría mal un poco de entretenimiento!

El teatro es hermoso y amplio, son sillas de madera que rodean un escenario algo pintoresco que es cubierto por el típico telón rojo de terciopelo que suelen adornar esta clase de espectáculos.

Es evidente que se ha regado la voz acerca de esta obra debido a la cantidad de personas que hay alineadas correctamente y tomando su respectivo asiento.

Una vez empezada la función no puedo dejar de observar y sentirme hipnotizada por el hombre a quien observo, es el protagonista. Se le ve joven, de unos 30 años, notable por la altura y su cabello rubio; No alcanzo a verle los ojos, pero definitivamente llama la atención.

Es latente su pasión por el teatro y nos hace tener una

velada entretenida y fresca al disfrutar de un trabajo realizado con aquel profesionalismo.

Termina la función, salgo de la sala hablando con Fernanda acerca de los aspectos inquietantes de la obra, aparece en la conversación aquel joven actor que me ha dejado deslumbradas. Finalmente, se nos ocurre ver la posibilidad de ir a su camerino a saludarle y felicitarle por su gran actuación.

Resulta, que nuestro admirado estaba en la puerta del teatro y, adivina, nuestras miradas se cruzaron.

Al conocerle, puedo notar lo imponente y encantador que es. Pocas, han sido las veces que he conocido a alguien con tal amabilidad como la que lo caracterizaba, enseguida me sentí atraída por sus ojos verdes y observadores, los cuales se desviaban poco de mí.

Su nombre, Gael. Así es como empieza la historia de amor más intensa y desenfrenada que jamás pensé que sería posible.

Un amor mágico, divertido, explorador. Él es inmigrante, cubano de nacimiento, pero con un corazón que me hace pensar que en el mundo no hay distinciones de razas ni nacionalidades.

Pasados tres meses después de conocer a mi amor y ser más feliz de lo que llegue a imaginar, noto que mi período no llega, van casi tres semanas de retraso, lo cual, me hace pensar que podría estar... ¿Embarazada?

No me equivocaba, mi cuerpo empezó a cambiar, empecé a sentirme cansada y somnolienta, los primeros síntomas hicieron estragos en mi cuerpo.

Después de una prueba de sangre y un enorme positivo impactando a mis ojos; puedo confirmarlo: ¡Voy a ser mamá!

Tengo 23 años y estoy esperando un hijo. La carrera de derecho no ha sido lo que he esperado, existen pasiones que consideramos lideraran nuestras vidas, pero cuando no somos aptos para ellas, debemos buscar lo que realmente queremos hacer. O eso es lo que he aprendido en mi camino como estudiante.

No sé qué pasará con mis estudios ¿Tendré que abandonarlos? Por ahora, estoy más nerviosa por tener que decírselo a Gael quien claramente es el padre. Está en su derecho de conocer la noticia de que va a ser papá. Además de necesitar su apoyo, aunque no sé cuál será su reacción, pero si de algo estoy segura, es que esta es una responsabilidad de los dos.

Es una tarde fría y lluviosa. Sin embargo, disfruto nuestro cálido amor, tomados de las manos, dando y recibiendo repetidos besos como caricias espontáneas.

Necesito decírselo lo más rápido que pueda antes de que me acobarde más, tomo una bocanada de aire y me lanzo al agua.

- Gael, tengo que contarte algo de lo que me acabo de enterar y espero que no te asustes. Pero, la verdad es que me llena de miedo. De igual forma, ¡Creo que lo debes saber! – digo con palabras tropezadas

- Lo único que sé, es que si estamos juntos, no tienes que temer de nada – dice mi amado Gael, para luego plantarme un suave beso en la frente.

- Es que... - titubeó mirando a ambos lados con nerviosismo.

- ¿Te pasa algo Elena? ¡No le des tantas vueltas que me pones nervioso! – Exclama con rostro de preocupación.

- Estoy embarazada – dije lentamente y mirando su reacción.

Sus ojos se han quedado en blanco por un segundo, me ha soltado la mano y se las ha llevado a la cabeza, me estoy asustando un poco porque solo llevamos 3 meses juntos, no sé si era tiempo suficiente para querer formar una familia conmigo y menos sin planificación. Mi mente es un rompecabezas complicado de descifrar.

Luego de guardar silencio por unos minutos; Gael, se acerca poco a poco hacia mí y expresa solo cuatro palabras con un enorme significado:

- ¿TE QUIERES CASAR CONMIGO? – dice sin titubear, con seguridad y tomando nuevamente mi mano.

No lo podía creer, de repente, era un torbellino de diversas emociones. Solo pensaba: ¿Cómo la vida puede cambiar tanto en tan poco tiempo? Mi vida había pasado de estar perfectamente organizada en cuanto a planificar cada detalle de preparación profesional para luego pensar en una familia a literalmente tener un hijo creciendo en mi vientre y ahora, un matrimonio. Cambiando así, mi plan en su totalidad.

Admito que estaba muy feliz por la reacción de mi amor. Ese sería el inicio de nuestras vidas, la emoción invadía mi cuerpo y, al mismo tiempo no podía negar sentirme aterrorizada.

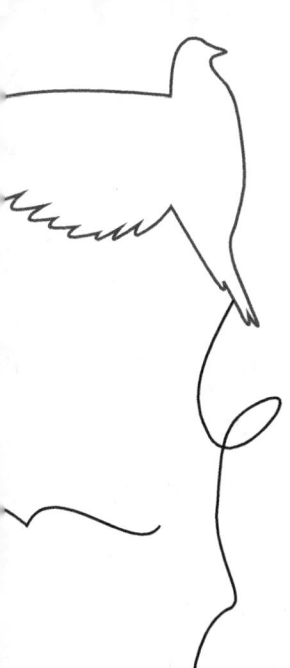

# Sorpresa por dos.

*"La vida no te da lo que quieres, sino lo que necesitas para evolucionar"*
**Berth Hellinger.**

Pasadas unas pocas semanas. Gael y yo, decidimos hacer un viaje juntos donde conocería a mi familia, pediría mi mano en matrimonio como se acostumbra y por supuesto, enterarles acerca del embarazo.

Estaba muy nerviosa por hacérselos saber. Pero, al mismo tiempo, me encontraba tan feliz de estar con este hombre quien me llenaba de tanto amor y seguridad.

Al llegar a nuestro destino, la casa de mis padres, lo primero que no puedo evitar es la mirada fija de mi padre sobre mí. Se que está feliz de verme y conocer a Gael, pero puedo notar su sospecha de que algo va fuera de lo normal.

Al saludarlos a todos, procedemos a tomar asiento en el salón de la casa y mi futuro esposo no duda en tomar la palabra con esa seguridad que le caracteriza:

- Estoy aquí porque he de conocer a quien ha traído a mí Elena a este mundo; sin mencionar lo educada y buena mujer que es. Desde el momento en que la miré a los ojos por primera vez, sabía que era la indicada. Me estoy comprometiendo con ustedes – dijo mientras posaba la mirada en mis padres – a cuidarla, amarla, respetarla y darle lo mejor de mí por el resto de mi vida. Elena, me sorprendió con una noticia que me ha llenado de felicidad... y... ¡Vamos a ser padres! Es por ello por lo que he venido a pedirles su permiso para casarme con ella.

Mi madre, se ha quedado atónita. Mi padre, ¡ni hablar! No dicen ni una sola palabra y estamos consumidos por un silencio incomodo que pasea por todo el salón.

- Pero, ¿qué estás diciendo? ¿Qué vas a hacer con los estudios? – pregunta mi padre con cierta mirada de tristeza y decepción.

- Derecho no es la carrera que quiero estudiar papá, no es lo que yo creía. He pensado que puedo tener al bebe, y luego investigar cual sería mi carrera realmente soñada. Una que disfrute cursar. Lo que les quiero decir es que no me voy a desentender de mi futuro profesional – respondo con seguridad intentando sonar convincente.

- Derecho – dice mi padre colocando sus manos en la cabeza para volver su mirada a mí

- Esto no puede estar pasando hija, ¡No te educamos para esto! ¡No me lo puedo creer! – dice mi madre entre llantos.

No puedo evitar sentirme mal por la posición y reacción de mi familia. No obstante, ya he tomado una decisión, quiero a mi bebé y compartir mi vida junto al hombre con quien lo voy a tener, seguiré a mi corazón. Aunque en principio, no estén de acuerdo.

Los días en casa pasan uno a uno y nos vamos entendiendo mejor. El hecho de conocer a Gael; ha causado que sus dudas se disipen casi por completo. Él, es atento, encantador y colaborador, ¡imposible no quererlo! Poco a poco nos vamos emocionando por el nuevo milagro que viene a alegrarnos la vida.

En un nuevo amanecer; se escuchan los pájaros cantar,

inevitablemente, entra a casa ese frio típico del pueblo y un olor a café recién molido que me recuerda a cuando era niña.

Me levanto de la cama, no puedo evitar sentir con intensidad como todo me da vueltas, lo único que puedo expresar es:

- ¡Voy a vomitar! – digo mientras salgo corriendo rumbo al baño.

Unas horas después, consigo sentirme mejor y con apetito. Es la hora del desayuno y debo admitir que de las cosas que más amo en la vida, una es estar en la mesa con toda mi familia alrededor comiendo, riendo y disfrutando de lo que será un nuevo día rodeados del aire fresco del campo.

Al terminar el último bocado; mi mirada y la de mi padre se cruzan, pero, lo curioso y que enseguida noto; es como, se ha puesto algo pálido. Confusión pasa por mi mente, porque esta mañana había estado como siempre.

Le pregunto si se encuentra bien con un tono de sorpresa. Siempre ha sido un hombre saludable y activo.

Me observa con atención, aún así me responde con falsa tranquilidad que está bien que no me preocupara. A los pocos segundos se levanta de la mesa, y lo siguiente que observo como en cámara lenta es al hombre que me dio la vida caer al suelo, inconsciente y pálido.

Todos reaccionamos con rapidez llamando a una ambulancia y llevándolo a urgencias.

Estábamos en shock. ¿Qué diablos había sucedido? Los últimos días se encontraba bien y con energía. No había nada extraño en su comportamiento.

Pasados unos minutos; en la sala de espera, mientras mi padre estabaa en observación; nos encontramos con que había sufrido un infarto. Haciendo énfasis en la necesidad que presentaba de un medicamento difícil de conseguir en el pueblo; por lo que había que conducir una hora hasta la siguiente ciudad para obtenerlo.

Sin pensarlo demasiado, me ofrezco junto a Gael.

- Yo iré, intentaré ir lo más rápido que puedo, haré lo que sea para salvar la vida de mi padre – Expresé a mi familia sin titubear.

Tardé unas horas regresar, a paso apresurado entré al hospital, pero este me daba la bienvenida con una energía diferente, había más frío y todo estaba gris. Las náuseas, han desaparecido, pero mi piel estaba de gallina. Hay demasiado silencio. Y, en cuanto encuentro a mi familia, puedo observar sus ojos hinchados. Era evidente que habían llorado descontroladamente.

Mi padre había muerto y yo no pude llegar a tiempo...

No existe disposición suficiente en mi interior para creerlo aún, en estos momentos ¡me encuentro en un verdadero shock! La vida cambia, evoluciona, el tiempo no se detiene. Por lo visto; Dios, el universo o quien sea, no toma en cuenta que ames a otros con la misma fuerza que a tu vida. Aun así, decide quitártelos antes de tiempo.

Este acontecimiento se ha reducido a una carta que le he escrito y puesto en su ataúd:

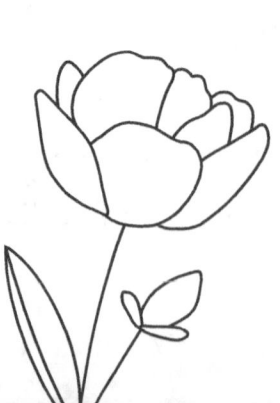
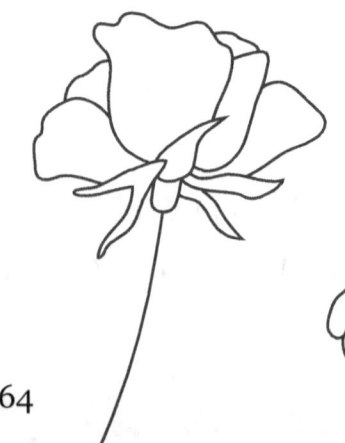
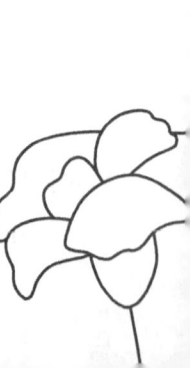

# Amar a mi manera

*Querido papa:*

*Siempre me enseñaste a ser fuerte, a enfrentar los acontecimientos de la vida con valor, a levantarme de cada caída, pero nunca me enseñaste a qué hacer cuando ya no estuvieras. La última noticia que recibiste de mí era que iba a tener un hijo. Nunca lo habrías imaginado. Pero papi... esta vez... en esta vida... no conocerás a quienes serán tus nietos. Crecerán, dirán sus primeras palabras, asistirán a la escuela y serán adolescentes. No conocerás sus diversas personalidades y cambios hormonales de humor. No podrás darme consejos de cómo puedo hacer cuando pasen a ser rebeldes. ¿Cómo podré llevar una vida de adulta sin tenerte conmigo? Es una interrogante que también mis hermanos y madre tienen, pero supongo que cada uno lo averiguará por su cuenta.*

*Sé que siempre quisiste que me dedicara a lo que sea que me apasionara, y por ello, no hubo un día en el que no conté con tu apoyo. Te prometo que haré algo que me llene enteramente y me haga feliz. Prometo inculcarles a mis hijos los mismos valores que me dieron a mí en casa, prometo no defraudarte y ser siempre una persona humilde y sencilla como siempre me enseñaste.*

*Con todo mi amor... Tu hija.*

En memoria de Emilio Marquez. 1951-1993.

Hijo, padre, abuelo amoroso y trabajador inalcanzable. Siempre te recordaremos.

Pasados unos días de la repentina muerte de mi padre, regresé a la ciudad donde empezaría mi vida junto a Gael. En el fondo de mi corazón, me retorcía de dolor al recordarlo y extrañar su sonrisa, consejos y hasta su voz.

Esté donde esté, espero que se encuentre bien y en paz.

# El pasar de los días

*"Los que se van, no quieren que sufras por ellos. Por el contrario, estarán anhelando que sigas con tu vida sin el doloroso peso de la culpa."*

-Bárbara Garrido.

Los meses pasan y he estado cuidando de mí y él bebé. He sido bastante cautelosa al respecto. Especialmente, después de la muerte de mi padre, he aprendido a valorar más y a temer por la falta de alguno de mis seres queridos. Con mucho esfuerzo tengo treinta semanas de embarazo.

Gael y yo, hemos decidido hacer una ceremonia civil y así unir nuestro amor antes de que naciera nuestro hijo. Siempre soñé con casarme junto al amor de mi vida y justamente, en unas horas ese sueño será una realidad.

Organizamos una ceremonia pequeña, con nuestros amigos y familiares cercanos, acompañado de una comida muy especial en un soñado restaurante. Para mí, es más que suficiente, con esto soy muy feliz.

Al estar en el registro civil y darme cuenta de que estaba sucediendo, no pude evitar llorar. Había demasiadas emociones encontradas.. Mi familia reunida, junto a la de Gael, a pesar de la dolorosa ausencia de mi padre, este día se ha convertido en uno de los más especiales de mi vida. El hecho de consolidar mi amor y esperando un bebé es uno de los regalos más hermosos que Dios y el universo han podido obsequiarme.

Aquí empieza una historia que estoy segura, no tendrá final...

- ¡Qué bonita historia! Pero, si estabas tan enamorada, ¿Por qué se separaron? – pregunta inquietamente mi nueva amiga apenas termino el relato.

- Porque hay - personas que pueden amarse, pero eso no significa que puedan convivir juntas por toda una vida. A veces, el amor no es suficiente – dije con pesar.

Bebo otro sorbo de agua y cogiendo aliento prosigo:

- Los años pasaron y con ellos 3 hijos que me han enseñado la razón por la que una madre se sacrifica tanto. Intento darles siempre lo mejor de mí. Aunque, debo decir que soy bastante estricta con ellos, saben que deben respetarme – digo pensando en ellos... – a veces siento que se me ha ido un poco la mano hasta el punto de llegar a ser injusta, pero que puedo decir, hago lo que en su momento considero correcto. Ningún hijo viene con manual de instrucciones – expreso, pero esta vez, entre pequeñas risas.

- Noto que hablas mucho de tus hijos, se ve que los quieres mucho como para guardarte un secreto tan grande— Expresa mi curiosa compañera.

- Si, los quiero más que a nada en el mundo – respondo - aunque debo admitir que como madre siempre me he caracterizado por ser algo dura en su educación.

- ¿Quieres hablarme de ellos? – dice atenta.

- Ellos, han dado lo mejor de sí en todo este proceso, o siquiera lo han intentado – le respondo con algo de tristeza en mi voz y no puedo evitar empezar a describirlos para que pueda conocerlos.

- Mi hijo mayor, Gabriel, con 19 años, es una persona con carácter, creo que ha salido a mí – me río un poco al recodarlo - Es decidido, aunque altanero. De los tres, es el que más problemas me ha ocasionado con su comportamiento, por ejemplo, en la escuela. Aún recuerdo las innumerables llamadas de la directora hablando siempre de lo mismo, Las travesuras de mi hijo.

- Sin embargo, tiene un corazón lleno de alegría y ganas de vivir. Las circunstancias lo han confundido bastante en su camino y más de una vez ha sido un reto para mí el poder guiarlo, pero tengo la certeza de que sabrá cómo hacer las cosas bien. – sin titubear continuo - La siguiente en llegar a mi vida ha sido una niña valiente y noble como lo es Brenda, con 18 años, es un reflejo de lo que es dar lo mejor de sí por hacer las cosas de una manera correcta, y lo más independientemente posible. Mi relación con ella ha sido algo tensa y aunque no lo crea, estoy muy orgullosa de ella porque siempre ha sido mi mano derecha. Se que siempre puedo confiarle una tarea con la certeza de que la hará bien. Admito que soy más dura con ella que con los otros dos. Tal vez me equivoqué, pero sé que será una mujer fuerte y decidida como siempre lo he deseado. La caracterizo por su nobleza y timidez ante la vida – le cuento casi constándome el habla, porque con mi hija siempre he sido muy firme y nuestra relación se ha vuelto cada vez tensa con los años – Cuando pensé que no tendría más hijos; llego Jesús;

quien, con 15 años es un chico dulce, noble, que daría la vida por su familia. Creo que él es el más afectado de todos por el simple hecho de tener cierto apego conmigo. Desde pequeño lo he ayudado más, he tenido que estar más pendiente que con los otros dos, ¿Qué puedo decir? Es mi niño pequeño – expreso y suelto una pequeña carcajada – Solo una madre sabe que el amor por los hijos siempre se divide en diferentes formas, pero nunca cantidades – Digo.

Le sigo narrando que desde pequeños, han peleado mucho entre ellos. Tienen edades cercanas, solían discutir por casi todo y eso, definitivamente me volvía irritable. Tanto así, que llegué a un punto donde lo que sea que hiciesen, estaba mal. No era mi intención que sintieran que su madre fuera demasiado dura con ellos. Siempre he querido lo mejor. Todo por ser en un futuro adultos profesionales y responsables.

- Me gusta como hablas de ellos, para mi si eres una excelente madre. Así que nunca lo dudes – enfatiza mi acompañante mientras acaricia suavemente mi cabeza cubierta por la pañoleta.

- Por cierto, ¡Se que me cambiaste el tema! ¿Por qué te separaste de su padre? – continúa con un tono jocoso.

Guardo silencio mientras mi corazón se estremece con aquello, trato de no pensar demasiado y es así como las palabras empiezan a salir solas desde lo más profundo de mi interior...

# El amor romántico versus el amor real.

*"Amado y odiado a la vez. Alucinante y estúpido amor romántico*

-Bárbara Garrido.

Luego del nacimiento de nuestros hijos, vivimos lo que yo llamaría una "Vida plena". Como en todas las historias, no siempre había momentos felices; pero cuando los había, era totalmente mágico para mí.

Los niños llegaban del colegio y yo del trabajo, cenábamos juntos mientras esperábamos a su padre que, si no estaba viajando por trabajo, se quedaba en casa con nosotros. Momentos imborrables y memorables, habían risas, juegos, cariño, unidad, todo lo que siempre quise para mi familia.

Los viernes y sábados, cuando era posible, no desaprovechábamos la oportunidad de salir en familia, ya sea a comer nuestro platillo favorita o ir a nuestro preciado cine.

Ponernos de acuerdo no era demasiado complicado ya que teníamos gustos similares o simplemente, nos complacíamos mutuamente.

Los domingos pertenecían a la familia de Gael. Generalmente, pasábamos el día en casa de su madre con aquellas mesas de interminable y exquisitos platos cubanos. Los niños, amaban ir a ver a sus abuelos y tíos, siempre buscaban la manera de divertirse. Aunque esto significara hacer más travesuras de las necesarias. Generando así, muchas historias que contar.

Así pasaron varios años hasta que empezó aquella crisis donde debíamos los colegios privados, seguros y el alquiler. Las deudas eran interminables y nadie quería esperar por más nada que no fuese su dinero.

Las llamadas aumentaban, no dejaba de sonar mi celular. No he sabido cómo manejar la situación ante tanto estrés así que no me quedaba más remedio que presionar más a mi marido quien debía responder junto a mí, ante todo esto.

Cada vez que recibía una llamada de él, era solo para discutir; y es que parecía que no íbamos a no poder con todo a lo que nos estábamos enfrentando y esto causaba que solo sintiéramos rencor hacia el otro. Él decía que yo tenía un carácter fuerte y yo solo pensaba:

"Hay que salir de las deudas..."
"Hay que salir de las deudas..."

Más de una vez se fue molesto de casa a causa de nuestras peleas, pero no le daba importancia, siempre conseguíamos solucionarlo.

Hasta que un día...

Es un jueves por la noche y Gael, ha llegado. Como de costumbre, tengo que hablar con el de la mejor manera que encuentre posible. Espero esta vez podamos entendernos mejor.

- Hola Elena – dice plantando un beso en mi mejilla.

- Tenemos que hablar acerca de todo lo que hay que pagar, no podemos seguir posponiendo todo esto – expresó casi perdiendo la serenidad

- Estoy llegando de trabajar, y tu solo ¿Me vas a hablar de

deudas ahora? – pregunta molesto.

No puedo evitar romperme en llanto para tratar de expresarle mi preocupación acerca de nuestra economía. Quiero que me entienda, me llaman a mí y no sé qué decir. Gael me ha prometido muchas cosas que no ha cumplido. Si tan solo pudiese ponerse por un segundo en mi lugar.

No me deja hablar cuando tomando mucha respiración y, con una expresión bastante molesta en su rostro, expresa:

- Yo... ¡No puedo soportar más discusiones por dinero! No es posible que cada vez que conversemos, sea para discutir – dijo con frustración - ¿Crees que si tuviera el dinero para pagar no lo haría? Creo que... lo mejor es que nos separemos por el bien de nosotros y de los niños.

Y así fue, esa noche, recogió sus cosas para no volver. Hemos tenido una buena relación de amistad, más que todo por los chicos, pero nunca hemos vuelto a estar juntos. – Concluyo la parte de la historia que mas me causa dolor volviendo así, a mi realidad.

- Sigues enamorada del padre de tus hijos. ¿Correcto? –

pregunta mi nueva amiga con cierta pena en su tono.

- Sí, la verdad es que nunca he podido olvidarlo. Creo que, desde que nos separamos hace casi 10 años, no me he dado la oportunidad de volver a empezar de nuevo en el ámbito amoroso, sin su recuerdo. Admito que me he enfocado más en mis hijos que en mi porque sabría que ellos siempre estarían ahí cuando les necesitara. Tanto así, que he llegado a olvidarme de mi misma. He estado entregada a la vida que he pensado me hace feliz, y no he tenido tiempo de disfrutar nada más por estar atada a un amor del pasado- Respondo mientras reflexiono.

La habitación está helada, estoy abrigada pero no puedo dejar de sentir el horrible frío que navega dentro de mi piel

- Ahora tengo una pregunta para ti – le digo a mi oyente; quien he notado que no se le borra la sonrisa del rostro ni un solo segundo.

- ¿Cómo puede ser posible que estés rondando por la sala de terapia intensiva sin ser médico y que nadie te refute nada? Se supone que este es un sitio de extrema emergencia donde no puede entrar ninguna persona que no sea un profesional sanitario – pregunto con curiosidad mientras toco mi mejilla que se encuentra más grande que hace unos minutos quedando la piel, casi a carne viva.

Coge mi mano, y expresa suavemente:

- Tranquila, vas a salir de esto. Y con respecto a tu pregunta, confórmate con saber querida amiga que, así como tú eres especial, yo también lo soy. Pero ¡No gastes energías preguntando! Mi vida no es tan interesante como la tuya – dice restándole importancia a mi aclaración – hablando de eso, ¿Qué vino luego de la operación? – concluye.

No le quito la mirada de los ojos. Me detuve a pensar detenidamente de qué manera podría hacerle saber lo que vino después de una manera que pudiera entender o simplemente informarse de cómo funciona un tratamiento oncológico de tal magnitud.

Los dolorosos recuerdos venían a mi mente... ¿Quién sabe? Tal vez podría escribir un libro con mi historia y así ayudar a otros haciéndoles saber que no están solos en la lucha.

A pesar de que siento bastante debilidad, sin darme cuenta, las palabras se organizan con facilidad, como si mi

**Amar a mi manera**

cuerpo pidiese a gritos que le contase todo detalladamente.:

- He decidido clasificar las etapas del tratamiento en tres fases. Y no estoy jugando – Expreso.

# Fase I: Yodo Radioactivo

*"Encontrarse a sí mismo, así sea en un duro momento, es un regalo que todo ser humano debería recibir."*

**Bárbara Garrido**

Han pasado dos meses desde la operación. Los primeros fueron algo dolorosos por el tamaño de la cicatriz. No obstante, me he recuperado muy bien lo que me hace sentir fuerzas para seguir luchando. Más ahora, cuando ya está por empezar el tratamiento.

El procedimiento es sencillo: debo estar hospitalizada y aislada en una clínica por 3 días. Tomo unas capsulas conocidas como: "Yodo radioactivo".

Este fármaco eliminará las células que pudieran haber quedado luego de la cirugía y así, tratar dicha afección que corresponde el haber retirado la tiroides en su totalidad. Lo ideal es estar alejada ya que al tratarse de medicina nuclear no puedo estar en contacto con ninguna otra persona exterior.

Esta terapia, aunque ha sido parte de un tratamiento oncológico, ha permitido despejar mi mente de todo lo demás. Desde que tengo memoria en la adultez; Principalmente, después de haberme convertido en madre, mi vida ha sido un caos en el sentido de que no me alcanzaba el tiempo para realizar cada tarea diaria. Vivía para el trabajo y para otras personas. Casi nunca tenía tiempo para mí.

A veces, la soledad y el distanciamiento social hace que se reflexione sobre la vida. En mi caso, me ha hecho entender el cuánto valorar estar viva.

Siempre, he sido exigente con el hecho de estar delgada, haciendo innumerables dietas que al final abandono. Preocuparme por el hecho de tener un cabello perfectamente teñido y peinado, todo por reflejar lo que sería una "buena imagen" ante los demás. Tanto esfuerzo, ¿Vale la pena? No sé si ya tenga la misma perspectiva. Indudablemente voy a disfrutar de la comida que me plazca con moderación y como probablemente no tendré cabello; este, no será más una preocupación constante... O eso quiero creer.

La terapia, no ha sido ni un poco dolorosa. En cambio, fue un total retiro espiritual para mí. Solo he observado por tres días médicos viniendo con trajes protectores a proporcionarme la dosis diaria de medicación, enfermeras trayendo de comer y mis pensamientos revoloteando todo el día. Leyendo alguno que otro libro y disfrutando de mis programas favoritos.

Al momento de irme a casa; sigo las específicas y obligatorias instrucciones que me dio el médico. Aun tengo que continuar dos semanas en mi habitación con el mínimo contacto que se pueda hacia mis seres queridos. No ha estado mal, ¡he disfrutado de mi soledad!

———————————     ———————————

Un par de semanas transcurridas en el silencio de mi habitación, debo decir que luego del primer tratamiento, ¡Me siento muy bien! Los días pasan y aunque sigo trabajando en su justa medida, disfruto mucho más de la vida. Me sigue inquietando lo que digan los médicos, pero para el siguiente capítulo me preparo con mucho optimismo.

En el día a día, me preocupo más por hacerles entender a mis hijos el hecho redundante de que nuestro camino es uno solo, me encuentro más involucrada con ellos, vale la pena cada segundo que disfrutamos juntos. Hemos estado comiendo lo que se nos ha antojado por varios días seguidos y en mi mente solo pienso: ¿Qué más da? ¡Hay que disfrutar de lo que nos gusta cada segundo posible!

No puedo negar que, así como existen los días buenos y con todo mi corazón esté dispuesta a creer que puedo salvarme de este cáncer, hay días donde la incertidumbre y la medicina real quieren intentar colocarme los pies sobre la tierra. Son momentos duros que se han visto reflejados en mi humor, se siente la tensión en casa, aunque mi familia no sepa lo que realmente está pasando conmigo.

Es mi culpa estar sola en la batalla por elegir el silencio, pero prefiero eso, a siquiera ver a cualquiera de mis seres queridos sufriendo por mí. Es una montaña rusa de emociones y pensamientos. Trato de ser fuerte y más difícil aún, aparentarlo.

- Al parecer lo has manejado muy bien – pregunta ansiosamente mi oyente.

- Debo admitir que al principio no me costó demasiado, me sentía fuerte y segura. Quería poder vencer al cáncer contra todo pronóstico – respondo.

- Ya habían pasado meses desde que te enteraste y comenzaste todo el proceso ¿Cómo es posible que nunca dijeses nada? – vuelve a preguntar impacientemente.

- No te puedo negar, que en un principio tenía mucho miedo de lo que pudiera pasarme, pero con el tiempo ese miedo se volvió fuerza y optimismo por curarme. No los iba a hacer sufrir afirmando que iba a curarme, aunque la medicina dijese todo lo contrario – le comento mirándola fijamente a los ojos.

- Haz dicho que "Al principio", ¿Qué vino después? – sigue su interrogatorio.

- Así es como le doy la bienvenida a la respetada y complicada fase II – respondo con diversión a pesar del dolor y no puedo evitar reírme un poco, solo el hecho de mencionarlo hace que se me erice la piel.

# Fase II: Radioterapia

*"No conoces tu verdadera fuerza cuando la buscas, si no cuando la necesitas."*

**Bárbara Garrido**

Es un nuevo día y siendo honesta, bastante esperado. Hoy empiezo la primera sesión de radioterapia. Cáncer ¡No podrás conmigo!

Me encuentro bastante enérgica. A decir verdad, he podido trabajar estos últimos días a un ritmo que no imagine podría tener. Puedo decir que me siento más saludable que nunca.

Salgo tranquilamente de casa, esta vez sin apuros. He aprendido a disfrutar el tiempo minuto a minuto. Me levanto por la mañana, bebo una taza de café el cual me hace viajar en mis pensamientos gracias a su olor y me dejo llevar por el delicioso clima del amanecer mientras disfruto del desayuno. Me ducho con gusto, sentir el agua caliente caer sobre mi piel mientras uso algo tan sencillo como el jabón me hace sentirme afortunada de estar viva. Y así, voy caminando por la calle, agradeciendo esos pequeños detalles.

Ha salido el sol, el cielo esta sin una sola nube. ¡Qué día más bonito hace!

Al pasar la puerta de la clínica, me encuentro un mundo totalmente diferente al de hace tan solo 5 minutos. Esta es la realidad de muchas personas que tienen que asistir a este tipo de centros. Tienes la oportunidad de observar desde los niños más pequeños hasta los adultos más ancianos, todos con un mismo objetivo: Sobrevivir.

Pelucas y pañoletas puestas ante mi vista para disimular el evidente cáncer atacando, algunos hasta con sus cabezas calvas sin vergüenza alguna de mostrarles al mundo quienes son y lo que padecen. En mi opinión optaría por una peluca. O no lo sé, aún me perturba el hecho de quedarme calva

¡Que estoy diciendo! Por ahora puedo disfrutar de mi melena, cero pensamientos negativos ahora. Sé que viene la quimioterapia en camino, cosa que aun mi familia no sabe, aún así tengo que encontrar la manera de decírselos sin que parezca que mi cáncer es demasiado agresivo para no alarmar a nadie.

Aún me encuentro en el inicio de este nuevo tratamiento así que optaré por ir con calma viviendo un día a la vez.

Es mi turno de entrar a la primera sesión, entro a una habitación amplia pero no demasiado en comparación con la gran maquinaria que posee, una camilla que es rodeada por una especie de sensores que administran radiaciones expulsando una especie de calor a la zona afectada.

Paso a quitarme la ropa y colocarme una especie de bata larga que me acerca una amable y sonriente enfermera. ¡Que gusto encontrarse con personas que amen lo que hacen! Y más aún, que se les note.

Procedo a recostarme y no pasa demasiado tiempo cuando la amable enfermera enciende lo que sería la radiación. La verdad estaba más asustada, pensé que resultaría doloroso, pero solo siento algo de calor que rodea mi cuello, es soportable lo que me hace respirar profundo y tener aún más optimismo respecto a esta enfermedad. Entiendo que la fase del tratamiento la terminaré justo como la he empezado.

**Décimo tercer día:**

Lo que me pareció inofensivo en un principio, empezó a mostrar su verdadera cara. Tras unos días comienzo a sentir mucho ardor en la zona del cuello, como si, el calor del tratamiento no durase solo una hora si no todo el día, mi apetito desaparece y solo puedo pedir que los siguientes días pasen rápido. Aunque creo, que esto es solo el comienzo.

**Décimo quinto día:**

Han concurrido los primeros 15/30 días de tratamiento y ya puedo empezar a notar cierta incomodidad en la garganta, tengo lesiones de la boca lo cual me dificulta comer con normalidad. El dolor como el ardor no se ha ido por las quemaduras que empiezan a notarse en el cuello.

En mi mente ruego y espero poder salir bien en las próximas dos semanas que aún faltan para concluir.

**Vigésimo segundo día:**

Los días se vuelven cada vez más duros. Prácticamente no puedo comer nada, siento mareos con solo intentar levantarme de la cama. Las últimas sesiones han sido intensas, cada mañana me levanto con miedo del dolor que me espera al tener que ir al centro de Radioterapia.

Ya no hablo con las personas en la sala de espera, ya no observo los diferentes tipos de cáncer que puede haber.

La experiencia se vuelve más complicada con el tiempo, todo es tan duro y cada amanecer se hace más y más largo. En 22/30 días, he perdido mucho peso, mi cuerpo se encuentra débil y no acepta ningún tipo de alimento, lo único que lograr calmarme son las gaseosas frías que me ayudan a refrescar la garganta y a disminuir un poco el dolor que causan las innumerables lesiones en mi boca.

**Vigésimo quinto día:**

Un día normal, como cualquiera; para ser más exactos; el número 25/30 del tratamiento estoy diferente; normalmente duermo mucho en el día para sentir que descanso, pero siento un malestar que me asusta.

Siento que he perdido la movilidad del brazo derecho y mis nervios empiezan a reaccionar. Estoy asustada y asusto a mi familia porque he perdido los cabales en su totalidad.

Me encuentro desesperada porque no siento una parte de mi cuerpo ¿Qué me está sucediendo? Mis hijos me llevan a la clínica para controlar lo que me está pasando, todos estamos aterrorizados.

Luego de llegar a emergencias, los médicos proceden a inducirme tranquilizantes y al parecer todo se ha generado por la debilidad de no tener alimento de ninguna clase en mi organismo acompañado de una crisis de nervios por sentir como se adormecía mi cuerpo. Todo esto, mencionando los efectos secundarios de las radioterapias.

**Vigésimo octavo día:**

El tiempo se convertía en mi peor enemigo, cada minuto que pasaba era más doloroso que el siguiente, la verdad y desde lo más profundo de mi ser en más de una vez pensé que moriría.

No puedo negar que las últimas quince sesiones fueron muy duras, nunca había tenido tanto sufrimiento físico, el sentir como una máquina puede literalmente quemar una zona tan delicada es literalmente entrar en el infierno. Solo sientes dolor y desesperación.

## 30/30:

Me siento en un campo de batalla donde he tenido que probarme de la manera en que nunca creí. Lo bueno es que los días siguen pasando e inevitablemente, todo llega a su fin... hasta las incomodas sesiones.

Pasadas unas semanas, puedo empezar a sentirme un poco mejor. Las lesiones van reduciendo su tamaño con lentitud, pero seguridad. He recuperado el apetito y me encuentro con más fuerzas, mis ganas de recuperar la normalidad empezaban a manifestarse.

Pronto tendré una consulta con el equipo de médicos encargados de mi caso para evaluar el resultado de todo lo que hemos hecho hasta ahora. Sé que el pronóstico que me dieron en un principio no fue nada esperanzador. Sin embargo, espero recibir buenas noticias, la fe es lo último que se pierde.

_____      _____

Han transcurrido un par de meses desde que terminaron las sesiones de radioterapia y me siento casi como nueva.

Hoy, es un día especial porque es el acto de grado de mi hija y me he arreglado un poco, he pintado mis uñas, mi cabello está radiante y me siento hermosa por primera vez en mucho tiempo.

Debo mencionar que cuento con personas muy especiales a mi alrededor, no creí que tanta gente estuviese tan preocupada por mí. En la fiesta de graduación, innumerables caras me preguntaban siquiera como estaba expresando su sincero afecto, desde amistades cercanas hasta las que no son tan cercanas, ha sido algo que me ha dado muchas fuerzas.

Pero cuando pienso que todo termina ahí, en mis dos lugares de trabajo, me encuentro con que se están organizando eventos para recaudar fondos y colaborar con mi enfermedad. ¡Es increíble! No puedo concebir tanta receptividad. Definitivamente, no puedo estar más agradecida con la vida.

Un día más ha llegado. Junto a él, una nueva cita en el médico para analizar cómo va mi proceso. Estoy algo nerviosa porque sé que no me darán demasiadas esperanzas ya que han sido bastante claros desde el principio.

Las mismas paredes blancas me esperan en el consultorio donde todo ha empezado, tienen una agradable luz a la vista. Al menos, me he entretenido con el ambiente, hace un buen día y espero que este venga acompañado de buenas noticias

- ¿Cómo te has sentido Elena? – comienza a preguntar el doctor con la amabilidad que le caracteriza.

- Bien doctor, gracias. Ha sido un poco más difícil de lo que pensé. Pero me alegra seguir aquí avanzando con el proceso – respondo con orgullo.

- Tengo los resultados de tus exámenes en mis manos. Como te hemos comentado desde un principio, con este tipo de cáncer no se puede hacer más que evitar que se siga propagando. Y eso es lo que seguiremos haciendo, luego de atravesar la yodo terapia y la radioterapia creo que debemos empezar cuanto antes los ciclos de quimio – me explica, pero noto en su rostro la misma tristeza.

Mientras el médico sigue explicándome todo lo que debo hacer a partir de ahora, va mostrándome radiografías en donde puedo ver el cáncer lo suficientemente extendido como para hacer una fiesta. Sé está apoderando de mi cuerpo de una manera indetenible.

Para ser más precisa, es un tumor originado en la tiroides y se ha extendido hacia mis ovarios, pulmones e hígado.

- Lo que no entiendo es ¿cómo pudiste ocultarlo por tanto tiempo? Los meses pasaban, ¿Cómo hacías para vivir el día a día? – vuelve a interrumpirme mi nueva amiga.

Me quedo callada por un segundo, cojo una cobija y procedo a cubrirme por el frío de grisácea sala, tomo aire y le respondo con serenidad:

- Esto que me preguntas nunca lo he hablado con nadie, lo he guardado para mi durante dos años, supongo que ahora, puedo compartirlo contigo...

# Amor a la Elena

*"Para una madre no existe la palabra sacrificio,
ella solo le llama amor"*

**Bárbara Garrido**

A las personas como a mí, a quienes nos detectan una enfermedad terminal; por lo general nos gustaría contarlo a nuestros afectos más especiales. Es cierto que se necesita el apoyo, principalmente para saber que no estamos solos en la lucha y saber que siempre estarán para brindar su ayuda y estarían encantados de estar cada segundo.

Sin embargo, existen otro tipo de personas, esos que eligen mantener en secreto su inevitable y próxima muerte, pero la interrogante es la siguiente ¿por qué lo hacen?

Ya sé que nadie puede dar respuesta a esta pregunta a menos que lo haya decidido así. Como es mi caso, ¿por qué he decidido ocultar mi cáncer? La respuesta es sencilla.

Desde el minuto uno que me dieron la nada agradable

noticia es verdad que mi vida y percepción de cambió por completo. También, decidí luchar y me propuse a superar este reto.

No podría verles las caras a mis hijos y decirles que la medicina pronosticaba el hecho de que ya no iba a estar. Que, según esta, no iba a verlos llegar a ser adultos, ni siquiera conocería a mis nietos.

Mi fe siempre ha sido muy grande y es cierto que creo en los milagros. No obstante, la ciencia claramente tiene su opinión irrevocable.

La respuesta es simple: He pensado que puedo sola con esto en contra de la ciencia y sin tener que hacer sufrir a mis seres queridos en el camino.

He guardado silencio durante dos años, un silencio oscuro y doloroso. Muchas veces escondo los resultados de mis análisis en casa para que nadie que no sea yo los vea. En los consultorios médicos, procuro entrar sola para que mi acompañante, ya sea mi madre o alguno de mis hijos no sospechen nada.

Los médicos, no soportan mi decisión, todos los días recibo llamados de atención de las personas que me atienden por no ser sincera con los que debo. Aún así, no les queda más remedio que aceptar lo que he hecho a mi manera.

Se que en cualquier momento mi secreto será conocido, pero mientras pueda mantenerlo y seguir adelante, así será.

- No sé si estoy tratando de entenderte o si solo pienso que eres egoísta contigo misma – expresa mi oyente con cara de muchas interrogantes al escuchar mis motivos.

- No ha sido la mejor decisión vistas las circunstancias en las que me encuentro ahora. Es como cuando experimentas ese sentimiento de seguridad de que estás haciendo lo correcto y nada puede hacerte cambiar de opinión – respondo mirándola fijamente a los ojos.

- Lo sé, es solo que...- guarda silencio por unos segundos, pero prosigue - ¿No crees que todo hubiese sido diferente si desde un principio tus familiares hayan sido informados? ¿Por qué guardar tanto sufrimiento? Siento que te estás haciendo más daño a ti misma – comenta con seguridad, pero sin dejar de mirarme cautelosa.

Realmente no sé qué decirle, o siquiera que pensar, en

algún momento estuve a punto de ser descubierta. Sobre todo, cuando se acercaba la fase que de solo escucharla me aterrorizaba.

# Fase III: Quimioterapia.

*"No sé que es peor hoy en día, si el remedio o la enfermedad."*
**Bárbara Garrido**

Hoy empieza lo que es la tercera fase del tratamiento. Ha pasado poco más de un año desde que empezó toda esta odisea. Si soy sincera, tengo algo de miedo, no puedo negarlo.

La palabra quimioterapia pone la piel de gallina a cualquier persona que la escucha. Existen pocos que no hayan oído acerca de sus efectos o peor aún lo hayan sentido.

En el consultorio me espera una especie de mueble que se ve cómodo y confortable, acompañada de un tubo largo que sostiene lo que sería el tratamiento conectado a una vía que irá directamente al interior de mis venas.

Trato de no pensar demasiado, me limito a esperar a que entre en mi organismo como un héroe defensor. No puedo verla como un enemigo. Todo lo contrario, debo contar con su alianza para vencer el cáncer.

———————————————    ———————————————

Transcurridas 6 horas; he concluido mi primera sesión. Lo primero que puedo notar es como mi cuerpo siente apetito y tengo la necesidad de ir a comer algo. Solo pienso en que es bueno y que todo ha ido como debía.

Luego de algunos días, ¡Me siento fenomenal! No creí que podría volver a trabajar durante el tratamiento. Sin embargo, decidí hacerlo, realmente tengo suficiente energía para enfrentar cada día con la mejor actitud posible.

Entre tanta felicidad por mi buena salud física, me he descuidado y por un minuto me olvido del tratamiento que estoy llevando en el que somos como unos niños recién nacidos en cuanto a defensas y anticuerpos.

El objetivo de la quimioterapia es eliminar las células cancerígenas que pueda tener tu organismo; con un detalle relevante, y es que no solo va en contra de las malignas, si no que acaba también con las llamadas buenas células, aquellas que te ayudan a combatir con los peligros del exterior día a día.

## Amar a mi manera

Para resumirlo; causa que, hasta un pequeño virus como la gripe o una herida, pueda resultar efectivamente mortal.

Esta lección tuve que aprenderla de una manera dura. Un día llegando a casa de trabajar y feliz de haber acabado mi jornada; accidentalmente, cerrando una puerta; el dedo pulgar de mi mano derecha se quedó en medio causando un fuerte golpe. Puede parecer pequeña cosa, hasta que este empezó a hincharse sin detener su crecimiento, me asusté así que decidí ir a emergencias y estar hospitalizada por una grave infección a causa de la quimioterapia.

Aunque los doctores lograron controlar la infección después de dos largos y cansados días; empecé a sentir mucho cansancio. Pasé de sentirme en mi mejor estado físico a tener náuseas y vomitar cada segundo.

Aquella madrugada, me desperté con frío, lo cual es extraño porque la temperatura estaba relativamente normal, pero, no podía dejar de temblar. Junto a ello, las ganas nuevamente de vomitar no se detenían. Cuando ya no quedaba más nada que mi cuerpo pudiese expulsar, empecé a ver sangre, mi cuerpo no se detenía.

Cuando casi pensé que perdía el conocimiento; llegó mi

madre, me ayudó a ponerme de pie y a hidratarme con algo de suero. Poco a poco fui recuperando el aliento, los temblores desaparecieron pasados unos minutos; pude ponerme de pie y volver a la cama.

Con los días pasados en el hospital, poco a poco mis signos vitales van respondiendo mejor a los antibióticos inducidos. Al punto que ya puedo conseguir levantarme e ir al baño sola.

Miro mi figura frente un espejo y noto que mi cabello es un desastre, tomo mi cepillo para arreglarme un poco. Mi sorpresa fue ver como cada hebra se venía e iba quedando en el cepillo al pasarlo.

Lo toco con mis manos y extraigo los mechones de mi cabeza. Aquello que tanto me aterrorizaba, estaba sucediendo, me estaba quedando calva. En principio, sentí mucha tristeza. Sin embargo, después de reflexionar por unos minutos, decidí que eso no afectaría mis ganas de vivir y seguir peleando. Aunque debo admitir, que nunca olvidaré ese momento.

Al llegar finalmente a casa empiezo a pensar que puede ir sobre mi cabeza casi calva. Finalmente, decidí optar por llevar una pañoleta. Tenía una guardada en el armario y sentía curiosidad de ver como quedaba. El resultado no estuvo mal. También compré una peluca exacta al peinado que siempre he usado. Aunque siendo sincera, me sentía un poco ridícula de usarla. Que puedo decir, no soy tan atrevida.

---

Luego de unos meses de tratamiento, me siento orgullosa de mí, pienso que lo he manejado bien si analizo lo fuerte del proceso, porque tiene componentes más complejos que de lo normal. No es lo mismo aplicar una quimio para un paciente con cáncer de tiroides, es decir en una sola localidad que a uno con un cáncer extendido por la mitad de los órganos de todo el cuerpo humano.

Me siento una guerrera porque sé, que, a pesar de las dificultades, he logrado superar cada mal trago que me ha tocado vivir. Definitivamente, esta es mi pelea mejor batallada, sin dudas es algo que siempre recordaré como lo más difícil que he pasado, pero con el mejor aprendizaje obtenido.

¿Qué mejor manera de aplicar la resiliencia si no es aceptando que la vida es una sola y que debemos valorarla cada segundo? Aún con las malas experiencias.

No ha sido fácil, debo admitirlo. Mi nivel de paciencia esta al mínimo y he tenido muchas peleas con mis hijos, especialmente con mi hija. A veces discutimos por cosas que pueden parecer pequeñas para ella, y admito que soy algo dura. Lo único que quiero es que entienda que lo hago por su bien, para hacerla más fuerte cada día ante las adversidades. No puedo evitar sentir tristeza cada vez que discuto con ellos, sé que hacen lo posible por entenderme y yo lo intento también. ¿Qué puedo decir? la convivencia no es sencilla y más con tres adolescentes. Sea lo que sea, lo superaremos y seguiremos adelante.

- Tú historia es realmente inspiradora, no puedo evitar emocionarme – expresa mi nueva amiga dándome un suave y delicado abrazo. Es muy extraño como puede sentirse conmovida por una perfecta extraña.

- ¿No es demasiado difícil sorprenderte cierto? – pregunto con tono gracioso.

- ¡Te sorprenderías! Si ya te sentías tan bien ¿Cómo se supone que llegaste hasta aquí hoy? - me dice.

### Amar a mi manera

Es claro que quiere saber porque la parte derecha de mi mejilla crece de una manera exponencial. Su compañía es tan cálida que casi se me olvidaba el insoportable dolor que dominaba mi rostro.

# 24 horas antes del presente...

*"Procura perseguir tus sueños siempre que se presente la oportunidad y prepárate para ello. Valora lo esencial.vAsí no tendrás nada de que arrepentirte el último día de tu vida".*

**Bárbara Garrido**

Es una noche de viernes y me encuentro tranquila en casa. Descansando, cenando y viendo algo de televisión. Hay pocas veces en las que realmente como con apetito; aunque cuando lo tengo, disfruto al máximo.

La noche parece calmada, pero siento una ligera hinchazón en la mejilla derecha, que, aunque no me molesta demasiado; me resulta algo incomoda. Trato de hacer caso omiso e intento dormir algo pensando en la posibilidad de que la hinchazón haya bajado.

A la mañana siguiente, no puedo evitar sentir debilidad. Lo que ayer parecía un pequeño bulto; hoy ha triplicado su tamaño, es tan grande que parece una bola de caramelo.

Estoy segura de que me estoy enfrentando a otra infección a causa de la quimioterapia. Lo siguiente es llamar a mi hija Brenda para que me lleve a urgencias.

Pasada la hora de la comida, llego a la clínica donde se supone está la doctora a quien avise con anterioridad mi condición y quien se encuentra esperando. Es inevitable no darse cuenta de su expresión de enfado en el rostro. Se ve que tiene mucho que decir y no dudo ni por un minuto en que lo hará.

-Elena, ¿cómo has podido llegar a este nivel? ¡Te lo he advertido muchísimas veces! ¿Eres consciente de lo fuerte que es el tratamiento? - replica casi gritando.

Brenda se encuentra a mi lado y se ve algo confusa, creo que la doctora está a punto de revelar mi secreto.

- Doctora, no tenemos que hacer esto aquí, me siento muy débil – la detengo y le hago saber que no estoy de humor para regaños.

- Pero ¿Cómo no? ¡Mira qué clase de infección tienes! – alega tocando delicadamente mi rostro que dobla su tamaño a estas horas debido a la inflamación.

Sin mucho más que decir y después de un corto silencio proceden a inducirme la vía con los antibióticos correspondientes. Mientras, continúo en observación.

En el fondo del pasillo, puedo escuchar como la doctora, invita a mi hija pasar a su consultorio. En él, le pide sentarse y le expresa las siguientes palabras:

- Brenda, Tú ¿Qué edad tienes? ¡15! ¿No? - dice acompañado de un tono bastante pedante.

- No doctora, tengo 18 años y soy mayor de edad así que lo que deba decirme, le agradecería que lo hiciera sin tantos rodeos – exclama algo confusa Brenda.

Al parecer, la doctora no expresa demasiada empatía. ¿Cómo culparla? Recuerdo aquellas tantas conversaciones que teníamos en donde me exigía contarle todo a mi familia y principalmente, a mis hijos. No quiero desviarme de la historia, pero es importante mencionar uno de tantos episodios donde dicha doctora me expresara su preocupación ante mi decisión:

- Elena, ¿cuándo llegará el día en que puedas pensar en ti y puedas decir la verdad acerca de cuál es tu verdadera situación? – Expresa la doctora, observando en mi radiografía como las células cancerígenas se reproducían en el organismo.

- Doctora – replico - ¿Usted es madre? ¿Podrías comprender el dolor que pudiese sentir si mis hijos sufren por semejante enfermedad por la que está atravesando su madre? Y ellos sin poder hacer nada.

- Elena, la pregunta que deberías hacerte sería: ¿Cómo se sentirán tus hijos cuando sepan que la verdadera razón por la que su madre murió no la llegaron a conocer a tiempo? – dijo con firmeza.

- Sin duda, me da mucho que pensar. Pero, me considero fuerte y valerosa – dije mirándola - Sé que venceré a esta enfermedad. Pase lo que pase, y digan lo que digan. El cáncer no podrá conmigo.

Volviendo a la cruda realidad, puedo distinguir diferentes voces a mi alrededor, aunque no reconozco la de mi acompañante. Sé que estoy en la parte de la historia que ella deseaba conocer.

Puedo ver una luz brillante y pienso: ¿Ha llegado mi

hora? De un momento a otro, me enfrento nuevamente a mi realidad física. Casi no puedo hablar, pierdo lentamente todos y cada uno de mis sentidos. La vista en mi ojo derecho ha desaparecido a causa de la inflamación que solo crece, y hace estirar cada vez más la piel de mi dolorido rostro. ¿Será la agonía mi castigo por no haber sido sincera con los míos?

Por un momento, pensé que se acercaba mi hora. Pero no, mi nueva amiga ha entrado por la puerta nuevamente. ¿De dónde habrá venido de esa radiante luz? ¡Tantos medicamentos me hacen alucinar!

- Hola mi querida Elena, - empieza con un tono muy dulce - ¿En que estábamos?

Intento sonreír y poco a poco vuelven a mi cabeza las voces de la doctora enfadada hablando con mi hija hace tan solo unas horas. Su diálogo fue corto pero preciso, no creo que, a Brenda le haya quedado una sola duda al respecto acerca de mi verdadera situación.

- Brenda, como te decía, - replica la doctora – es momento de conocer la verdad. Considero muy injusto que tu madre esté viviendo lo que le ha pasado en silencio. Solo hay que verla para darse cuenta de lo mucho que está sufriendo y para ser honesta yo no creo en su repetitivo diálogo: "Lo hago para protegerlos".

Enseguida, mi hija replica con la paciencia agotada y los nervios a flor de piel:

- ¿Puedes decirme de una vez lo que está sucediendo? – dice

- El Cáncer de tu madre es incurable. Ella nunca les dijo nada porque quería protegerlos, ¡Yo no creo eso! Tendría que haberles dicho la verdad. Y la verdad, es que cuando le descubrimos el tumor, ya se había expandido por la mitad de sus órganos. Estaba en fase terminal. – dijo sin anestesia o tapujos, todo fue rápido.

Segundos. Eso fue lo que pasaron para escuchar los primeros gritos de mi hija, sentí su dolor y desesperación. Estaba sola. Sus hermanos y padre no habían llegado y le tocó recibir la noticia sin ninguna otra compañía.

Mi corazón se rompió, lo que tanto he estado evitando, por fin se ha hecho realidad.

**Amar a mi manera**

Más tarde de aquel momento, la verdad se conocía en su totalidad en toda mi familia. Me encontraba en una fase donde debía evitar las emociones fuertes; lo cual, retrasaba cualquier clase de interrogatorio. Seguramente, estaban buscando el momento oportuno para preguntarme; ¿por qué no me lo dijiste mama?

———————————                    ———————————

Llama mi atención la fuerte conexión que tengo con mi hija. Aunque eso no suplante nuestra tensa relación.

Dentro del recuerdo, es inevitable no viajar al pasado de aquella mañana en la que tuve esa discusión con mi única hija acerca de la carrera que quería estudiar. Ella siempre se ha considerado una artista.

Sin duda alguna, ha heredado ese talento nato de interpretación y comunicación que también describe a su padre. Aunque, considero que mis tres hijos son buenos con las palabras y la sociabilidad; Brenda, lo posee como un don natural de querer hacerlo profesionalmente.

No voy a mentir. No me agrada la idea de la carrera de

periodismo que quiere cursar. Siento que no la llevará a nada. Quiere convertirse en modelo entre tantas cosas del medio, no es que no crea en ella; la considero apta. Sucede es que, a lo largo de los años, he cuidado de mis hijos con sacrificio, a base de incertidumbres económicas constantemente. Solo quiero que estén lo más seguros posibles.

Hago énfasis en el tema porque esta pasión hacia los medios y el arte, ya la he percibido antes con mi exesposo. Licenciado en teatro, amante de la poesía, escritor nato y actor pasional. ¿Cómo no recordarlo? En esa faceta lo he conocido hace casi veinte años, y en esos mismos 20 años transcurridos solo he presenciado como sus sueños se derrumbaban con tantos rechazos y proyectos fracasados junto a la vida real, quien exige cuentas que pagar y bocas que alimentar.

Como padres, tenemos la gran responsabilidad del intento suicida de crear buenas y prósperas personas. No estoy segura aun si la manera de reprender y exigir propia sea la correcta. Lo que, si sé, es que lo hago por amor a ellos, aunque sea dura, siempre voy a querer su bien. Estoy segura de que ellos muchas veces no lo verán así, especialmente cuando se quejan o me dicen que soy demasiado injusta, podrían hasta pensar que no los quiero.

En fin, los padres no vamos a la universidad de crianza, lo aprendemos y practicamos desde el minuto uno en que escuchas sus fuertes llantos presentándose al mundo como nuevas personas.

Esa mañana ya me encontraba algo enfadada porque Brenda no terminaba de decidirse y ya habían transcurridos varios meses desde que debía haber empezado la universidad.

- Mamá, ¡Quiero estudiar periodismo! Deseo cumplir mis sueños - dijo con un sollozo atragantado en la garganta – No hay nada que me vea haciendo que no tenga que ver lo artístico. No quisiera tener que dedicarme a hacer otra cosa.

- ¿Qué es lo que quieres? ¿Terminar como tu padre que no logró lo que se propuso en ese ámbito?- contraataco con ferocidad.

- ¡No es justo! ¿Por qué no puedo estudiar lo que yo quiera? ¡Es mi vida! ¡No la tuya! – Soltando el primer sollozo.

- ¿Por qué no lo entiendes? Tienes que intentar estudiar una buena carrera que te asegure un buen futuro. No puedes arriesgarte a dar disparos al aire – Sigo a pesar del dolor que me ocasiona verla llorar.

- No puedo creer que me hagas esto ¡Por favor! Intenta confiar en mí – dice sin apartar su mirada de mí.

- La respuesta es: ¡NO! - digo sin más y Brenda sabe que ese no, es rotundo.

- ¡No tienes condescendencia ninguna! Todo es como tú dices. ¿Realmente nos quieres? ¡Eres la peor madre del mundo! - grita a todo pulmón, siento como un cachetada mental me da en lo más profundo de mi ser.

Esa escena de mi vida en cuanto a mi hija ha sido una de las más complicadas. Hubo gritos, su llanto y palabras de dolor no paraban, sentí su odio y desprecio, no sé si el hecho de exigirles tanto a mis hijos hará que sean mejores.

No quiero lastimarla ni que me desprecie. Pero admito que, hoy en día, casi no controlo mis impulsos. Soy un mar de rabia, preocupaciones y estrés constante.

Estuve días sin hablar con Brenda, ella no quería verme después de aquel incidente. ¿Será que le exijo demasiado? Podría ser ese el resultado de la tensa relación que tengo con mi hija.

Volviendo al recuerdo donde Brenda es enterada de la verdad; puedo escuchar sus gritos, puedo sentir su culpabilidad, puedo morirme de dolor en ese minuto por entrar en su mente, corazón y alma. Como se retuerce con esa introducción a la realidad que le ha hecho de repente, caer de un décimo piso; recibiendo así, el golpe más duro que se haya imaginado jamás.

Debe pensar que estoy loca o algo por el estilo ya que no se lo imaginaría jamás. Siento incomodidad por la poca delicadeza por parte de la doctora. Estarán tan acostumbrados a dar noticias de tal magnitud como de lavarse los dientes al levantarse. Teniendo así, la misma sensibilidad que una piedra.

Pasados unos minutos desde que la doctora fue sincera con Brenda acerca de mi situación, ya podía ver a mi familia acompañándome en este duro momento. Soy consciente de que querrán hablar conmigo. Aunque, mi situación es evidente. Sé que todos están conscientes de que mi estado es grave, pero también sé, que, en lo más profundo de su ser, piensan que en cualquier momento nos iremos a casa habiendo superado una batalla más.

Creo lo mismo, a decir verdad; en ese sentido, nuestra conexión es muy fuerte.

―――――――――――――        ―――――――――――――

Estoy intentando descansar para coger fuerzas mientras los antibióticos hacen su trabajo. En el fondo de la habitación, puedo escuchar la conversación que tienen mis dos hijos mayores.

- ¿Cómo nunca nos dijo nada Brenda? Dime la verdad ¿Sabías algo de esto? - pregunta mi hijo Gabriel a su hermana.

- ¿Cómo lo voy a saber Gabriel? ¿No entiendes que no le dijo nada a nadie? Y que para protegernos y no hacernos sufrir. Me cuesta el solo decirlo – la escucho, su tono de voz es decaído y aún está en shock por la reciente noticia.

- Hermana, y ahora ¿Qué vamos a hacer? – vuelve a preguntar Gabriel buscando refugio y esperanza en su respuesta.

Brenda, no contesta enseguida. Procede a caminar lentamente por la habitación, admirando cada detalle de ella

**Amar a mi manera**

mientras intenta organizar sus ideas. De un momento a otro, siento su mirada fija sobre mí, llena de compasión, tristeza, enfado; y, sobre todo, protección. Al tener algo claro enseguida, expresa:

- Vamos a hacer lo que debemos. Le pediremos a nuestra madre que abandone todos estos tratamientos mortales que la han llevado a sufrir tanto. Si estará junto a nosotros durante 5 años, 2 o 1. La disfrutaremos mientras podamos. La cuidaremos y le daremos lo que haga falta. No voy a perder a mi madre a base de esos tratamientos que solo le quitarán la vida primero que el mismo cáncer – dice con una determinación que me hizo sentir orgullosa.

Acto seguido, siento como se abrazan y ambos rompen en un llanto desconsolado. Mi alma llora con ellos, lo siento hijos.

———————              ———————

Ese mismo día sigo internada y en observación; nos damos cuenta de que la infección solo ha seguido avanzando. Los intentos por hacer que la hinchazón en el rostro no siguiera creciendo, han sido totalmente nulos.

Los médicos de la clínica sugieren a mi hija que me trasladen a un hospital donde puedan tener los medios para atenderme. Es decir, en el lugar donde he estado más de ocho horas internada, se han dado por vencidos ante mi crítica condición.

En el momento en que soy trasladada; me doy cuenta de que aun puedo desplazarme. Me encuentro con pocas fuerzas y mucho dolor de cabeza. Necesito ser atendida lo más rápido posible; y así poder sobrevivir a esta batalla en contra de la infección. No pienso dejarme vencer, ¡Sé que puedo!

Luego de en mi opinión, el viaje más largo de mi vida, conseguimos por urgencias a nuestro destino; con un estado crítico, me indica una enfermera que debo esperar a ser atendida. Es difícil creer tanta indiferencia. Aún así, intento mantener la calma.

Veinte minutos que, para mi fueron horas pasaron hasta que nuevamente fui ingresada. Otro pinchazo en el mismo agujero casi no dolió en comparación del lado derecho de mi rostro el cual ya se había tornado color morado.

- ¡Oh! Eso significa que ¿Este es el momento donde relatas que has conocido a una nueva amiga y que te lo pasas genial con ella? - expresa casi gritando mi acompañante, después de haber escuchado el final de mi historia.

Su compañía para mí es agradable. Tenía razón el hablar, aunque me cueste el aire ha sido placentero y finalmente, he conseguido desahogarme.

- La verdad es que sí. Me alegro haber podido abrirme y expresar mis sentimientos contigo - le respondo de manera resignada dispuesta a expresar lo que nunca he hecho.

-Desde que me diagnosticaron, he sido señalada por mis allegados expresando continuamente su admiración hacia mi actitud para enfrentar la enfermedad.

He cumplido ese rol de guerrera luchadora por mi esperanza y deseos de vivir. Desde el primer momento en que lo supe, quería creer con todas mis fuerzas que iba a salir de esto - Que, en algún momento - de una larga trayectoria de lucha, iba a salir vencedora.

Lo cierto es, que en el fondo de mi ser se encuentra ese realismo nato que me ha caracterizado siempre. Sabía que iba a morir, este hecho se veía afectado por el dolor que me causa pensar en dejar a mis hijos solos. No sé si tendré opción alguna de sobrevivir al cáncer.

De algo si estoy segura, morir, el simple hecho de dejar este plano no me asusta. Lo que me aterra es dejar a mis tres pequeños tan jóvenes, me da pánico, es una carga pesada para mí.

Me siento culpable por haber querido ser madre; entregárselos todo y de repente, arrebatárselos. no es justo para ellos. Mi miedo más grande no se llama muerte, se llama abandono. - Expreso, y esta vez no siento dolor. Casi no siento nada.

Mi nueva amiga se queda callada por unos segundos, cuando empieza a sonreír y a acercarse lentamente a mí, coge mi mano y expresa:

- Tu historia es hermosa Elena. He oído cada palabra que expresas con esa destreza que sé, te define. Desde niña siempre conseguías lo que querías. Aunque te llevara más tiempo del planeado hacerlo; al final, lo lograbas. Cuando tuviste a tus hijos, entendiste lo que significaba el amor de madre y estoy segura de que ellos siempre así lo sabrán. No olvidarán jamás a esta mujer que les enseñó, que el amor de la persona que los trae al mundo es tan grande, que es capaz de dar su vida por ellos. Debo admitir que escucharlo ¡Me ha emocionado! Aunque, ya lo había visto – dijo.

- ¿Cómo que lo habías visto? – replico inmediatamente con confusión, ¿quién era y por qué no la recordaba?

- Ahora lo verás querida Elena. Lo cierto, es que te conozco desde el día en que naciste. Siempre fuerte, decidida e integra – me mira con ternura, y un amor incondicional - Para ti, amiga mía, el sufrimiento, ha terminado. Es hora de llevarte a un lugar soñado; donde no existe el dolor ni la desdicha. Es momento del comienzo de lo que será la paz eterna para tu alma – continúa.

En ese momento lo supe, la hermosa chica que me estaba acompañando durante todo este tiempo era un ángel. Solo me estaba preparando y era el anuncio de mi partida de este mundo terrenal. Esa es la razón de que ya no sienta más dolor, solo puedo entregarme a los cantos de un ángel a mi alrededor y como esa luz brillante va apoderándose de todo mi ser... y, finalmente, voy quedándome lentamente dormida.

- ¡Un familiar de Elena Marqués! – fue lo último que escuché.

## A mis hijos:

La vida, va a encargarse constantemente de enseñarles. Depende de cada uno de ustedes como lo afronte a lo largo de esta. Recuerdo el momento en que nació cada uno. Los he amado con cada milímetro de mi ser desde ese día. Nuestra relación ha sido tensa, lo sé. Me he caracterizado por ser el tipo de madre que considera a la disciplina como la mejor arma para hacerlos personas de bien y así, prepararlos al futuro. Les he reprendido y castigado por muchas cosas, cosas que muchas veces les pude haber parecido injusta pero la verdad es que nadie te prepara para ser madre.

Creo que el mayor error que cometí con ustedes fue el querer imponer a toda costa mis ideales. No me malinterpreten, no era intencional, era mi manera de demostrarles que quería que fuesen grandes algún día.

Estoy orgullosa de cada uno de ustedes; porque, a pesar de todas las circunstancias; cada uno tiene dones importantes, y lo mejor, los tres tienen un corazón de oro. Se que habrá muchas personas a su alrededor que sabrán valorarlos y cuidarlos.

Cuando crean que todo está perdido. Cuando sientan que la vida no deja de cuestionarles cada paso que dan. Recuerden que ustedes son fuertes y decididos. Tengan entereza para enfrentar las situaciones difíciles, sean valientes y no pierdan nunca la bondad que los caracteriza.

Si alguien necesita su ayuda, hijos míos... préstensela, se sentirán mejor.

Si otra persona les contradice en sus ideas, escúchenle, tal vez tenga algo interesante que decir o una nueva lección aprenderás al hacerlo...

Si no consiguen ese objetivo que desean, tomen acción sobre eso que hicieron mal; reconozcan su error y prepárense para volverlo a intentar. Estudien, aprendan y empiecen de nuevo que, seguramente, podrán lograrlo en su próximo intento.

Si se pelean entre ustedes. Recuerden cuando eran niños y lo hacían, se perdonaban y seguían adelante como si nada hubiese pasado por esa fuerte conexión de hermanos que siempre los ha caracterizado.

Es mi hora de partir; pero solo físicamente. Prometo

acompañarlos en cada paso que den. Les cuidaré las espaldas cuando alguien quiera hacerles daño. Estaré en ese momento de llanto y tristeza cuando se frustren ante las pruebas de la vida.

No se sientan culpables por mi muerte. Son muy jóvenes para cargar con ello. Yo decidí ocultarles la verdad. Y, en esta ocasión puede asegurarles que no vale la pena desgastarse en los porqués.

Busquen su propia felicidad. Empleen sus vidas para conseguir ser quienes quieran ser. Les pido, sean personas de bien. Sean íntegros y buenos amigos. Buenos esposos y esposa. buenos y amorosos padres y madre. Encuentren plenitud y siéntanse agradecidos por los pequeños detalles de la vida. No permitan que el estrés y la ansiedad se apoderen de ustedes por situaciones que no puedan controlar.

No pido que entiendan el porqué de mis decisiones... solo les digo; que todo lo que hice, lo hice porque los amo, por eso sacrifique mi vida, por su felicidad.

**Con todo mi amor...**

**Mamá.**

# Reviviendo el pasado.

Las páginas leídas anteriormente. Debo admitir, que han sido todo un reto escribir. Cada palabra ha sido puesta sobre estas líneas con el obligatorio sentimiento de revivir cada momento de un pasado difícil y al mismo tiempo, intentar ponerme en el lugar de una persona cuyo estado de salud estaba siendo atacado por un cáncer de carácter terminal. Sin dejarme llevar por las emociones que vienen acompañadas de mi verdadero papel en esta historia.

No estoy segura de cómo lo habrás tomado. Tal vez parezca; ante los ojos de cualquier espectador, un tanto dramático o difícil de leer. Sobre todo, si tienes personas importantes a tu alrededor; ya que dicho libro es un crudo recordatorio del inevitable hecho de que algún día, cualquiera de nuestros seres queridos, no estarán.

No es mi intención hacerte sentir mal. Ante todo, es una obra escrita con todo mi amor y admiración hacia una persona que ha sido un pilar fundamental en mi vida. Acompañado de darme la lección más importante que jamás creí aprender. Siendo así, mi madre. Han pasado ocho años desde que falleció. Debo mencionar que, a pesar de que lleva todo este tiempo ausente físicamente; hoy, a mis veintiséis años, sigo aprendiendo de ella y no me cabe una sola duda de que me acompaña en cada paso que doy en la vida.

Se que te sentirás identificado por el simple hecho de que toda persona tiene o ha tenido una madre, de alguna u otra forma, aunque sea dura, amorosa, disciplinaria, comprensiva, aprensiva, permisiva, hasta que sea agresiva, que te haya abandonado; sea cual sea tu caso, el punto es que alguien te trajo a este mundo, y esa, es tu madre.

Para mí, esta historia evidentemente significa más que un libro. Es la realidad de lo que nos tocó vivir en familia. Una tragedia determinante para el futuro. Sentía que le debía tanto. Por ello, decidí publicarlo en honor a quien fue ella.

Ha sido un trabajo lleno de incertidumbre. ¿Cómo plasmar una historia que no viví en carne propia? Tal vez no lo hice directamente. Pero, el hecho de ver a mi madre sufriendo en su día a día; y más aún después de enterarme de su enfermedad terminal el mismo día en que murió; pude

### Amar a mi manera

atar cabos de lo que siempre tuve enfrente y nunca llegué a darme cuenta. Pude meterme en su piel y adivinar cada sentimiento que tenía en cada paso que daba o decisión que tomaba.

Algo me decía que debía hacerlo, estoy segura de que fue ella. Lentamente pondría cada palabra en mi mente para ser escrita y plasmada como si lo hubiese hecho ella. Probablemente, te habrás sentido identificado porque como yo, todos han discutido con sus madres porque no nos parece lo que quiera imponernos. Cuestionamos por mucho las decisiones que toman en cuanto a nuestro comportamiento. Supongo que "es normal". Es parte de crecer. Aunque, en numerosas ocasiones, no empleamos la empatía volviéndose este, una costumbre repetitiva. Luego llega ese amigo determinante que es el tiempo. maduramos, entendemos, y nos repetimos "Ella tenía razón".

Deseo sembrar una semilla de esperanza y gratitud en los lectores de esta obra. No solo para que conozcan la historia de mi madre, sino también para que entiendan la importancia de valorarlas y comprender que ella es la única persona en el mundo que siempre quiere lo mejor para sus hijos, esa que daría su vida entera por hacer feliz las suyas. No es necesario que llegue el momento en que ya no esté y se aprenda esta lección. en este caso, como me toco a mi hacerlo.

Ha sido un camino difícil de transitar después de su partida. Aún me hago preguntas que tal vez no debería. Supongo que esas son los llamados pensamientos negativos. Sin embargo. Transcurrido todo este tiempo he decidido sacar lo mejor de esa experiencia y honrarla como se merece, buscando mi propia felicidad y aprendiendo de cada fallo, para que en la próxima oportunidad, pueda salir, como decía Elena, vencedora.

**BG.**

# El verdadero final.

Cuando ya había terminado lo que sería el primer manuscrito de esta obra y estaba ajustando todos los detalles de lo que sería el siguiente paso (corrección, maquetación, entre otros), vino a mi mente que toda esta historia, que fue personal, puede acabar lastimando a algunas personas indirectamente sin ninguna intención.

Quiero decirte a ti, hombre o mujer, niño o niña; que, si estás pasando por algo parecido a lo de Elena o como yo, tienes o has tenido a un familiar cercano o amigo; debes prestar atención a lo que realmente está tratando de enseñarte esta historia.

No es un relato para criticar a la vida y lo injusta que ha sido con ustedes por hacerles atravesar esta prueba de dicha magnitud. Lo importante y que cabe destacar; es la actitud de Elena ante las circunstancias.

Pasaron algunos años en donde la culpabilidad se apoderaba de mi y en donde no encontraba la luz en aquella oscuridad que me llevaba a preguntarme ¿Cómo no me di cuenta?

La respuesta ante todo esto es sencilla. Elena sabía su diagnóstico. Sabía que tenía cáncer en más de la mitad de los órganos de su cuerpo. Aun así, anhelaba con todo su ser curarse y ese deseo, se manifestaba en el exterior.

Empezó a valorar cada detalle de la vida por muy pequeño que fuese, dejó de preocuparse por la necesidad de la belleza física, reforzando así, todo su interior. Nunca vi a mi madre quejándose por algún dolor o por el hecho de sentirse mal.

No me malentiendan. Hoy en día no apoyo el hecho de que decidiera guardarse un secreto así, pero siento admiración por quién fue ella esos últimos dos años. Estaba más hermosa que nunca, decía que la vida era una sola y que ya no podía perder más el tiempo preocupándose por cosas sin importancia.

¿Por qué no apreciar un poco más la vida? Cada segundo que pasa es uno que no vuelve. Esa es la lección que nos enseña Elena hoy. Que no importa cuan difíciles sean las circunstancias por las que estas pasando; siempre puedes decidir como afrontarlo y salir más fuerte de ello.

Poner en practica esta formula es de los retos más difíciles que se nos pueden presentar a lo largo de nuestra vida. Sin embargo, pensamos que nuestra mente es más poderosa que la voluntad.

Lo que me ha funcionado a mi es algo tan básico pero que me ha llevado años comprenderlo. Como lo es, aceptar mi vida como es, entender que mis sombras solo me acompañan, que no me impiden hacer lo que desee y me proponga y lo más importante, me ayudan a evolucionar más allá de lo que podría imaginar cuando ejercen su respectiva acción.

Esto es solo el comienzo. Definitivamente sé que vendrán más dificultades, es lo normal. Las esperaré ansiosa con la ilusión de mi siguiente evolución.

Te invito a que quieras un poco más a tu realidad. acéptala como es. Disfruta de tus seres queridos y por favor, que no se te escape un te quiero diariamente hacia todas esas personas que significan algo especial para ti.

Haz un análisis interior y enumera las veces que perdiste tu tiempo preocupándote o quejándote por cosas sin verdadera importancia. Hasta crear conflictos enormes por pequeñeces.

Ciertamente el sentido común no es tan común. Lo básico está enfrente de nosotros y bajo nuestro control en la medida que lo permitamos. No existe otro camino. Y aunque al principio va a parecer un camino cuesta arriba; podrás comprender la sencillez de lo que te acabo de describir y te darás cuenta de que siempre estuvo a tu alcance.

Honro a Elena no solo por haberme dado la vida, la honro por su entereza, su valentía, su determinación y su capacidad de convertir un diagnostico terminal, en la esperanza de que se sentía tan fuerte, que iba a salir vencedora.

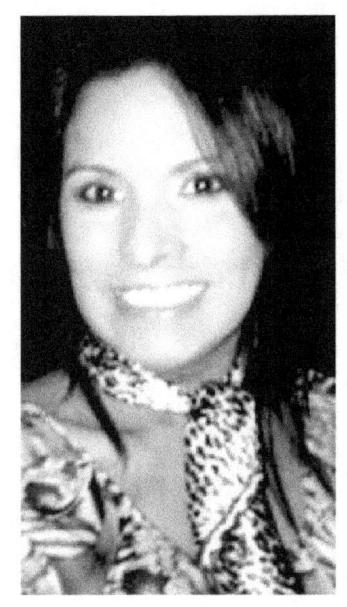

Historia inspirada en Lesbia Márquez Tirado.
**1970-2013**

# Biografía:

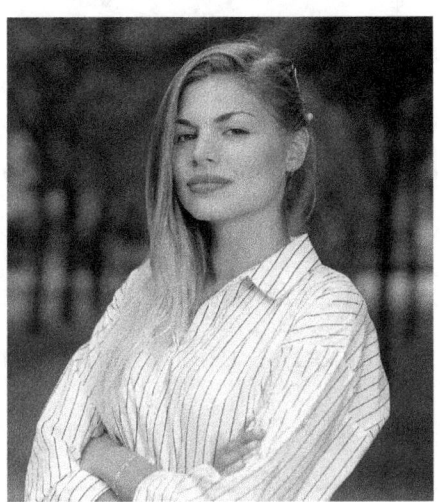

Bárbara Garrido

Nacida en la ciudad de Valencia, Venezuela el 10 de marzo de 1995. Padres trabajadores que desde pequeña han inculcado en mí el valor de ser independiente y de encontrar soluciones.

Padre cubano, madre venezolana. Desde pequeña siempre he sentido gran admiración por la carrera artística. Todos me decían que yo sería la próxima miss universo. Yo, me sentía la reina de mi familia.

Con una infancia llena de las típicas dificultades de la vida. Aprietos económicos, debates diarios. Aún así, viviendo cada segundo con emoción esperando todas esas hermosas experiencias que la vida podría ofrecerme acompañada siempre de mis cómplices que hoy, después de 26 años, siguen siéndolo, mis hermanos.

Desde pequeña, siempre tuve una relación bastante tensa con mi madre. Nunca entendí el porqué de su nivel de exigencia hacia mí. Tardé años en darme cuenta lo que realmente quería conseguir siendo de esta manera.

La adolescencia fue el principio de lo que sería un camino lleno de aprendizajes. Contaba con amigas fabulosas que hoy lo siguen siendo. Empezaban las típicas inseguridades físicas con respecto a mi cuerpo y cómo se iba desarrollando. Todo esto fusionado a una sociedad que buscaba ante sus ojos la perfección. O eso era lo que yo creía.

A mis 16 años me entero de que mi madre tiene cáncer. Me asusté pero debo mencionar que a partir de eso, encontraba más positiva a mi madre con respecto a la vida la mayoría del tiempo. Y eso me daba esperanzas.

Cuando acabé el bachillerato hice un curso para mejorar

mis ingles acompañado de una carrera basada en contabilidad la cual decidí estudiar y era evidente, detestaba.

Los siguientes dos años estuvieron llenos de miedo e incertidumbres. Existían dos graves circunstancias. La difícil situación económica de mi familia llena de deudas y el deterioro físico de mi madre a causa de su tratamiento. Junto a 3 hijos demandantes de extrema atención.

Con 18 años muere mi madre. Para la sorpresa de cualquiera que la conociese. No todo era lo que parecía. Aunque lo intentara, no podría describir con palabras escritas lo que significó este hecho repentino para mí.

Empezaría lo que sería una nueva vida. La cual cambio y dio un giro extravagante. Quería superarme, quería perseguir mis sueños. No me sentía con la motivación de estudiar una carrera con la que nunca me sentí identificada. Me sentía con la responsabilidad de buscar esa versión de mí que me llevara a donde quisiera.

Con 19 años y nada de preparación tanto física como mental  decido presentarme en una importante audición en mi ciudad natal para participar en lo que sería el certamen más importante del país. Fui rechazada. Sentía que el mundo se caía y todos mis sueños se iban a la basura. Típica adolescente.

No me rendí del todo en ese momento. Meses después conocí a la persona que cambió mi vida para siempre. Él fue quien me dio mi primera oportunidad. Creyó en mí cuando nadie más lo hizo. Tenía para ese momento varios kilos de más de cómo lo exigía el concurso, mi oratoria daba pena y ni hablar de mi pasarela.

Aunque era una persona increíblemente talentosa considerado por muchos como un genio de la producción, también fue rechazado por una empresa a la que le había entregado sus mejores años... creo que ese momento fue vital para ambos el hecho de encontrarnos y complementarnos en el ámbito profesional con respecto a lo que queríamos.

A los 20 años había ganado el concurso. Estaba delgada, casi anoréxica. Creía que era el inicio de mi sueño dorado. Maquillaje, ropa extravagante, tacones y luces a mi alrededor. De eso se componía mi vida para aquella época. Como había dicho antes, quien para ese momento ya era mi mánager, era un genio. Su concurso estuvo en boca de todo el país por lo que fue; un espectáculo de un nivel que hacía mucho no se veía en el país. Hablo en pasado porque recibí la noticia hace poco de que falleció.

Todo era hermoso, excepto el fondo de mi interior, que estaba lleno de inseguridades. Teniendo que cumplir un nivel de perfección y apariencia nada real.

A los 21 años presente una audición de un programa que narraba noticias del mundo de espectáculo en la sección del noticiero de televisión. Tendría que irme a la capital. Era el inicio de la carrera que siempre soñé. Tenía todo lo que quería, o eso pensaba.

Mis inseguridades estaban peor que nunca. Aunque estaba maquillada y bien arreglada cada día. Había algo en mí que no me permitía ver la belleza que reflejaba. El qué dirán se apoderaba de mi y prácticamente no me dejaba vivir. Me sentía tan pequeña en un entorno infinito....

Cuando cumplí 23 años decido dejar la televisión pensando en que era la mejor decisión. Al principio lo sentí así. Sentí algo de nostalgia ya que aprendí en dos años una cantidad de cosas y conocí personas maravillosas y aquellos equipos de trabajo de las cuales siempre estaré agradecida.

Un año después, ya había decidido que quería dejar mi

país natal por la situación que presentaba. Sin pensarlo demasiado en una decisión previsiblemente impulsiva; me voy a vivir a Madrid. Quería empezar desde cero y encontrar mi camino.

Actualmente residiendo en Madrid. Llegar aquí fue solo el comienzo de nuevos aprendizajes. Seguramente era justo lo que necesitaba. Tratando de vivir un día a la vez y no sintiéndome definida por mis buenas o malas decisiones del pasado, ya que todas me han hecho lo que soy hoy. Y estoy orgullosa de mí.

www.ingramcontent.com/pod-product-compliance
Lightning Source LLC
Chambersburg PA
CBHW070645220526
45466CB00001B/297